U0304737

用文化做品牌　用心改变世界

# 跟岐伯学养生

杨中武 著

中医古籍出版社
Publishing House Of Ancient Chinese Medical Books

**图书在版编目（CIP）数据**

跟岐伯学养生/杨中武著.—北京:中医古籍
出版社,2014.11
ISBN 978-7-5152-0680-6

Ⅰ.①跟… Ⅱ.①杨… Ⅲ.①养生（中医）—基本知
识 Ⅳ.①R212

中国版本图书馆CIP数据核字（2014）第212019号


**跟岐伯学养生**

| | | |
|---|---|---|
| 作　　者 | 杨中武 | |
| 责任编辑 | 梅　剑 | |
| 出版发行 | 中医古籍出版社 | |
| 社　　址 | 北京市东直门内南小街16号（100700） | |
| 编辑信箱 | 407274412@qq.com | |
| 购书热线 | 010-84023423　010-64002949（传真） | |
| 经　　销 | 新华书店 | |
| 印　　刷 | 三河市嘉科万达彩色印刷有限公司 | |
| 开　　本 | 889mm×1194mm　32开 | |
| 印　　张 | 8 | |
| 字　　数 | 140千字 | |
| 版　　次 | 2014年11月第1版　2014年11月第1次印刷 | |
| 书　　号 | ISBN 978-7-5152-0680-6 | |
| 定　　价 | 30.00元 | |

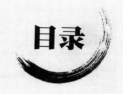

# 目录

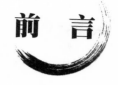

# 前　言

## 养生是个"硬道理"

中文有一个很"美好"的词，叫"颐享天年"。天年，也就是说上天赋予我们的寿命。其实，上天几乎给了每个人活过100岁的机会，而现实中，百岁老人却很少，根本原因是相当多的人平时没有注意养生，健康保养做得不够。

把我们的身体比作一辆车，开过车的人都知道，车辆运行一段时间后，必须要保养，才能延长使用寿命。人的健康，也是同样道理。

道教名著《抱朴子》喊出了中华养生最响亮的口号：我命在我不在天！也就是说，健康掌握在自己的手里。国学大师钱穆说过一句话："人生不寿，乃一大罪恶！"那么，我们每一个人是不是都应该对健康负责，主动养生，主动拥抱健康，而不是当疾病来临，才临时抱佛脚，被动应对呢？

所以，从维护健康的角度来说，养生是个"硬道理"。

近十几年来，我们从事健康教育工作，为了让更多人享有最宝贵的健康，我们深入研究了古今中外众多医家的保健养生思想和方法。研究越深入，就越感觉到养生对健康的重要性，同时也被"养生"的博大精深所震撼和感动。比如，2000多年前，孔子就提出了养生三戒，"少之时，血气未定，戒之在色；及其壮也，血气方刚，戒之在斗；及其老也，血气既衰，戒之在得。"庄子已经有养生名篇《养生主》传世，谆谆告诫后人，养生当以顺应自然为宗；几百年前，从小体弱的大诗人陆游，后来注意养生，轻松活到八十五岁无疾而终，留下了许多养生名篇，如《家居自戒》提倡"淡泊以养寿"；一生征战的成吉思汗接受了丘处机"清心寡欲"的养生观，在晚年依旧"身康体健，步行如故"；活到89岁的乾隆皇帝一辈子坚持"滋阴"养生观念，活出了无比精彩的"帝王人生"；近代，曾国藩对养生提出了"治身当以'不药'二字为药"的观点……

可以说，中华养生的观点、论述浩如烟海，但是万变不离其宗，这个"宗"就是祖国医学的根本——《黄帝内经》。而《黄帝内经》的产生，不能不提到一个人，那就是岐伯。

据说，岐伯从小就十分聪颖，怀有远大的志向，喜欢观察日月星辰、山川景物，还懂音乐，精通绘画，才智过人。后来，岐伯看到许多老百姓因为得不到有效的治疗，死于各种疾病。于是，他毅然决然地开始学习医学，遍访各地名医，经过潜心钻研，终成一代医学大师。中华人文始祖黄帝为了拯救陷入疾病痛苦的百姓，亲自拜岐伯为师，和岐伯讨论宇宙、医学义理。他们的讨论最终形成了《黄帝内经》，所以，中医又被称称之为"岐黄之术"。同时，他被后人尊称为天师，意思是懂得修养天真的先知先觉，也被尊称为"华夏中医始祖"。

可以说，岐伯的医学思想奠定了中华医学的基础。同时，这些医学思想中，蕴含着丰富的养生哲学，能给今天的人们最宝贵的启示。

读到这里，朋友们或许好奇，岐伯究竟能给我们带来什么样的养生观念？什么样的活法在岐伯看来才是最好的养生方法？岐伯对黄帝特别提到的汤液必齐醪醴对我们养生究竟有什么作用，我们能从中学习到什么呢？

更多的答案就在本书中……

杨中武

2014年7月

不会管理自己身体的人，就很难管理他人；经营不好自己健康的人，又如何经营好他的事业。想要收获健康，就要从了解我们的身体开始。我们需要感知每一个器官的温度，了解气血的运行，明白阴阳平衡之道。我们需要从华夏中医始祖岐伯那里，尝试着读懂我们的身体，学会爱惜我们的身体，这是养生的基础，也是健康、喜乐的关键因素！

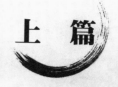

上　篇

岐伯教会我们的养生智慧
————五脏和谐

你是身体最好的医生，身体是你借来住的，你有
责任把身体打造好。

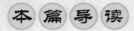

## 本篇导读

　　有一次，王安石在街上碰到一个朋友。王安石问："你这是干吗去了？"朋友回答："买东西去了。"王安石接着问："买东西？为什么不是买南北呢？"朋友突然沉默了，回答不上来。

　　其实，王安石问的这个问题，蕴含着很深的文化道理。因为《易经》认为，南方属水，北方属火；东方属木，西方属金。木、金能够盛于蓝，而水火不能也。《黄帝内经》认为我们的身体同样如此，每一个器官分属不同的五行、阴阳，通过寒热表现出来，他们相生相克，左右着健康。

　　本篇中，我们将跟随岐伯的智慧来到一个神奇的养生世界——通过了解我们 "身体"运行的规律，来明白如何在日常生活中达到最好的养生效果。

# "阴阳调和"乃养生总纲

阴阳者，天地之道也，万物之纲纪，变化之父母，生杀之本始，神明之府也，治病必求于本。

——《黄帝内经》

## （一）阴阳调和是养生总纲

阴阳体现在万事万物中，比如我们走路，当腿抬起来了，它就属阳，放下去则属阴。就我们身体来说，五脏为阴，六腑属阳；心肺在上为阳，肝肾在下为阴。而每一个脏器又分为阴阳，比如肾脏，肾所藏之"精"为阴，而肾的"命门之火"为阳。

阴阳既是对立的，又是统一的。人的一生就是在阴阳对立和统一中不断发展、壮大，直到衰亡。当他身体健康，就是阴阳调合最好的时候；当他身体保养出现问题，定是阴阳出现了不平衡；当他死亡，意味着身体里阴阳彻底分离。

在我上一本书——《跟朱丹溪学自我调养》中，也谈到了"阴阳调和"的问题。实际上，只要谈到祖国医学，就离不开"阴阳"，甚至涉及中华传统文化，同样离不开"阴阳"。有人问一个著名的中医学家，要怎样才能做到身体健康，医学家的回答就是简单的四个字：阴阳调和。

在《黄帝内经》中，岐伯和黄帝关于阴阳的对话有很多。比如，就像本节前面这段话，黄帝说：阴阳，是天地之间最普遍的规律，是一切事物的纲领，是万事万物发展变化的起源，是生长毁灭的根本，所以，治病必须寻求治本的方法。这里的治本之法，指的即是治病必须要以阴阳平衡为根本。

的确，阴阳调合才能健康，就像有的中医所说：阴阳调和百病消。在本节开篇我们举了一个走路的例子，试想一下，阴阳不调和，两脚同时抬起，同时放下，人就很难长时间行走。要"行稳致远"，一定是一只脚起，一只脚落，这样阴阳相互调和，才能稳稳当当，可以走得很远。

阴阳表现在病理上就是寒热。因此，中医上有一种说法：阴阳是个总纲，寒热左右健康。调阴阳、辨寒热往往是名医和庸医的分水岭。

有一回，清代名医徐灵胎给一个亲戚治痢疾，徐灵胎首先判断了这个亲戚疾病的寒热属性，最后根据"治病务求于本"——阴阳调和的原则开了方子。病人第二天就好多了，徐灵胎便回家去，准备第三天再来诊治，没想到他回去后第二天，刮起了台风，使他去不了亲戚家，等台风过去，徐灵胎再去亲戚家，发现不对头。原来亲戚又请了两个医生给他治病，病情不仅没有好转，反而更加恶化。徐灵胎看了这两位医生开的方子，一股怒火冲上了喉咙，他没想到这两个庸医竟然连寒热、阴阳都没有拿准，

人生有形，
不离阴阳。

便重新开了药方。从那之后，徐灵胎发现这样的庸医很多很多，白白葬送了许多人的性命。于是，他在行医之余，走上了"中医批评"的道路。

今天，许多都市人受困于亚健康，其实，亚健康就是一种轻度的阴阳失衡。轻度的阴阳失衡，如果长期得不到有效处理，那么就将导致重度的阴阳失衡，也就是疾病的产生。

那么，怎样才能做到阴阳调和，避免亚健康侵扰呢？

岐伯认为，要做到阴阳调和，关键是"法于阴阳"，也就是尊重阴阳的规律。许多朋友不太明白阴阳运动有什么样的规律，那么，最直观、最有效的做法就是学习"天地"。天为阳，地为阴，天上阳光灿烂，地上才能万物繁茂；每一天太阳升起、降落，春夏秋冬四季，白天晚上，天地间万事万物都按照既定的节律运动着，"法于阴阳"，要求我们按照天地的步伐安排我们的生产生活。太阳升起，我们起床工作劳动；太阳落下，我们休养生息。

有的朋友晚上没有少睡，但在白天工作的时候常常"犯困"，朦朦胧胧，似睡非睡，似醒非醒。怎么会出现这种情况呢？其实，完全可以从阴阳平衡的角度来解释。"医圣"张仲景有一种观点，他认为人由阴阳两种能量控制，白天是阳的能量控制，晚上由阴的能量控制，阳主动，阴主静。而"犯困"的现象是由于白天阳的能量不足以控制，让阴的能量跑出来了。如果能够让身体里的阳气充足起来，让阴阳达成平衡，那么，这些症状可能会自然消失。

## （二）"阳气"是一味良药

岐伯在《黄帝内经》中说："阳气者，若天与日，失其所则折寿而不彰。"这句话的意思是阳气就像是天上的太阳，如果一个人失去了阳气，必然会影响寿命和健康。明代著名医学家张景岳则说："生杀之道，阴阳而已。阳来则物生，阳去则物死。"也即是说，生死问题，阴阳而已，有阳气，则生；失去阳气，则死。从上面的话中，我们可以明白一个道理：阳气是生命的根本。

我们看到一些孩子常常感冒，容易生病，每一次流感来临，其他孩子都还好好的，这些孩子却容易受到波及，根源在于这些孩子阳气可能不足。因为阳气又被称为"卫阳"或者"卫气"，顾名思义，卫是"保卫"的意思。想一想，我们生活在天地之间，要面临风、寒、暑、湿、燥、火的威胁，如果阳气弱了，怎么能抵御这些威胁？所以，有人提出"养生就是养阳"，如果我们的阳气足了，外在的、内在的健康威胁或许就能有效化解。

那么，身体中的阳气从何处来？

有两个途径：秉先天之精，合后天之力。也就是说阳气一方面来自于父母的精气。父母的体质好，身体好，孩子的身体往往也会好一些，抵抗力也就强一些。先天带来的元气虽然重要，但是，延续生命最重要的还要靠"后天之力"——吸收水谷精华，呼吸自然之气。所以，有一些先天条件并不好的人，小时候身体可能较差，抵抗力也不好，但是，他们后天懂得养生保健，照样可以健康长寿。

在懂得阳气是生命之本，也了解了阳气的来源之后，接下来的问题是我们在养生过程中，如何保养阳气。很显然，先天决定的阳气，我们无能为力，我们能做的是通过后天的努力来养阳。

首先，生活一定要有规律。岐伯说："阳气尽则卧，阴气尽则寐。"

这些年，为了传播健康理念，我白天一般都很忙，晚上回到家还要看书学习充实自己。但是，我一般都坚持在十一点以前睡觉。晚上十一点到凌晨一点，也就是子时，是一天中人的阳气最弱、阴气最盛的时候，这时候是睡觉的最好时间，也顺应了昼夜的阴阳变化，如果继续熬夜，必然会导致阳气受到消耗，第二天就会阳气不足，工作起来，精神就会萎靡不振。有些朋友会说，早上多睡一会儿，将睡眠时间补回来，其实很难。熬通宵的朋友有这种感觉，即使第二天睡了一整天，精神还是有些疲倦。

正气存内，邪不可干；邪之所凑，其气必虚。

有权威医学统计表明，今天有高达80%的人阳气不足，而万病皆损于一元阳气。所以，许多人常常感叹，今天的人动不动就感冒生病了。除了上面谈到的生活压力太大，作息时间不规律外，还有什么要注意的呢？

其次要节制饮食，保养肠胃。

在《跟朱丹溪学自我调养》中，我们不止一次谈到了节制饮食。在那里，我们重点谈到了"食"，这里，我们重点谈谈"饮"。其实，不管是食还是饮，目的都是为了保养肠胃。肠胃运转决定了阳气是否充足，原因在于肠胃对我们吸收的水谷精华起到了运化的作用。

炎炎夏日，我们去南方出差，走到街边小店，来一瓶冰镇饮料，一时间很"爽"，但不一会儿又渴了。有一个成语叫"生津止渴"，即是说，真正解渴的不是饮料，而是我们的体液。

其实，常喝冰镇饮料，还会有一个严重的后果——身体的基础体温开始降低，也就是阳气不足。

民国时候，北京房山一些居民把冬天河中结的冰储存在山洞里，等到夏天到了，将这些冰运到北京市里卖。奇怪的是，这些卖冰的人渴了，却不吃冰，而是到街坊邻居家中讨一碗热水喝。这些卖冰的人知道，热水远比冰水解渴，因为冰镇的饮料，胃要将它加热到36度，才能被消化吸收，无形之中增加了肠胃的负担，而且延长了转化成为体液的时间，同时，造成了身体基础体温的下降。

再有就是警惕寒邪之气。

中医有一句话叫"百病生于寒"，所以，养阳的关键是让身体温暖起来。身体温暖了，气血运行才会顺畅，才会增加人的免疫力，在一定程度上预防癌症。

而现实生活中，我们常常受到寒邪之气的影响，导致身体不能"温暖"，比如大家都知道的空调病就是典型的例子。实际上，从养生角度来看，我们只要留意生活中的点点滴滴，就能免于寒邪之气入侵。

一些年轻人喜欢在雨中制造"浪漫"，觉得这样的小雨没有什么危害，长期下去，身体中积累了许多淋雨带来的寒气。时间一久，身体自我保护机制启动，血气上升，通过打喷嚏、流鼻涕等方式排除寒气，即使这样，也不可能短时间将寒气排除，于是，可能会被医生认定得了过敏性鼻炎，承受所谓的过敏性鼻炎带来的痛苦。这或许就是不注意生活细节，让寒邪之气入侵的结果。

只有阳光明媚，大地才会万象更新；阳光明媚，还能防止细菌滋生；阳光明媚，还能让人们的心情舒畅，生活愉悦。阳气就像是阳光一样，如果我们身体阳气充足，那么身体也就会"阳光明媚"，就能清新健康，自然能够抵御各种"病虫害"。因此，从某种意义上说，阳气是人体最好的治病良药。

# 心为"统帅"

> "心者，君主之官，神明出焉。故主明则下安，主不明，则一十二官危。"
>
> ——《黄帝内经》

## （一）心为"统帅"

在岐伯看来，如果把身体比作一个国家，心则是这个国家的元首。居于各个脏器之首，它不仅统帅各个脏器，使它们相互协调，共同完成极其复杂的生理活动，还要掌管"神明"，也就是人的精神、情绪等活动。可以说，不论是物质活动还是精神活动，最高的掌舵者就是心。如果

"国家元首"心平气和，非常健康，整个"国家"都会幸福安康；如果心不安，那么，其他各个脏器的协调活动都会受到影响，自然就很难健康。

我们常听到一个成语：心腹之患，用这个成语来说明十分危急的情形。因此，可以说在人们的意识里，对心的重要作用是有一个清醒的认识的。岐伯曰："心者，生之本，神之处也；其华在面，其充在血脉，为阳中之太阳，通于夏气。"这段话的意思是说，心是生命的根本，智慧的所在；其荣华表现在面部，其功用是充实血脉，是阳中之太阳，与夏气相应。从岐伯所说的话来看，我们养生，一定要学会养心，时时刻刻关注"心"的状态。

某公司有一个业务员，平时就喜欢暴饮暴食，因为要跑业务，拼销售业绩，作息没有规律。年终总结的时候，这名销售员因为超额完成了销售任务，老总额

> 心者，五脏六腑之主也……故悲哀愁忧则心动，心动则五脏六腑皆摇。

外给了他一大笔奖励。在总结大会现场，这位酒足饭饱的业务员，实在太高兴，结果乐极生悲，引发了心脏病。

在《跟朱丹溪学自我调养》这本书中，我们用了一节专门讲"喜伤心"，读者也明白了"喜则气缓"的道理。在这个案例中，业务员突发心脏病，能给我们什么启示呢？

在中医学里，有一个词叫"子盗母气"，它是用五行相生的母子关系来说明病理关系。这里的"子"是指脾胃，母指的是"心"。当一个人暴饮暴食，脾胃之气无法运化的时候，它就会求助于它们的"元首"——心。让"元首"调拨一些"心气"来帮助脾胃消化食物。但是，日理万机的"元首"也需要许多心气，这就造成了矛盾，再加上太兴奋，让本就不足的心气更加涣散，导致心气不足让心脏无法正常工作，于是，心脏病便发生了。

因此，要保护心脏，注意节制饮食，同时注意作息规律，这是非常重要的。另外，在养生过程中，对于"心"的养生，其实有一些特别的"窍门"。在《黄帝内经》中，将五脏和五行、五味之间的关系阐述得非常清楚。那么，我们在养生的时候，可否从这种关系中得到启示呢？答案是肯定的。岐伯认为：心喜红，耐苦。即是说，从五色五味的食材上来养生，心喜欢"红"色的食材，在味觉上喜欢"苦"味。中医认为红为火，为阳性，与"心"相通，进入体内后，能够迅速入心、入血。尤其是一些心气不足、心阳虚弱的人，经常吃一些"红"色食物，有助于增强人的心血功能。

但是要注意的是，动物中的"红色"食品，不宜过多食用。像牛肉、猪肉、羊肉等肉类食品，脂肪多，能量高，长期食用容易造成体内血管硬化，血压增高，血脂和血液黏稠度异常。

## （二）心安是最好的活法

中医里有一种说法，叫"下士养身，中士养气，上士养心"。清代戏曲理论家在《闲情偶寄》中说："心和则百病皆和。"也就是说，一个人只有身体和心灵都能和谐，才能称为真正的健康。

《黄帝内经》认为："心主喜。"即是说在五脏和五志关系中，心和"喜"的关系最密切。在《跟朱丹溪学自我调养》中，我们明白了"喜是一味好药"的道理。所以，要让心脏健康，保持愉悦的心情至关重要。

岐伯在《黄帝内经》中有一句话："志闲而少欲，心安而不惧。"在岐伯看来，要健康生活，至少必须做到"心安"。

> 心常清净则神安，神安则精神皆安，以此养生则寿。

"心安而不惧"的字面意思是：不担心害怕，人就要做到心安理得。对于养生来说，怎样做到"心安"呢？

我们首先看看"心安"的"安"字。"安"在中国文化中具有特殊的地位，有许多城市名称都带有"安"字，比如西安、临安、广安等等。如果对"安"进行说文解字，"安"上面是一个宝盖头，下面一个"女"字，意思是让一个女孩子住进了自己的房子里面，就"安"了。也因此，有中医专家解释，说女孩子结婚前要求买房是合理的。从中医上看，买房后，女孩子的"心"才会安。当然这只是一些中医的个人看法。

不过，我们日常所说的心，指的是形而上的"心"，比如说心神不宁、心事重重、心想事成等等。而物质上的心指的是我们的"心包"，"心包"负责保护"心神"的安全。很多时候，人们在调养情绪、精神的时候，可能纯粹从意志、思维等方面入手了。实际上，作为"心神"载体的"心包"的强弱，对我们精神情绪的好坏有着很大的影响。如果你的心包功能强，便不容易受到情绪的影响，不容易被伤害，即使受到伤害，治愈的能力也很强。

我们在电影中看到生气的大猩猩有一个动作——拍打胸部的一个穴位。这个穴位是心包的代表穴，也被称为募穴。它通过拍打将心包里郁积的情绪和愤怒排泄出去。当我们很生气，或者情绪不好的时候，会感觉到胸口很堵。用手去按一按募穴（在两个乳头的正中间），感到疼的话，就证明有太多的情绪郁积在里面。从某种意义上说，我们从大猩猩的做法里可以得到启示，也可以通过"捶胸顿足"让心包里的情绪散开。

# "将军之官"——肝

> 肝者，将军之官，谋虑出焉。
>
> ——《黄帝内经》

## （一）肝——一个沉默的"将军"

本节前这句话的意思是：肝，是我们身体的"大将军"，谋虑都是从这儿来的。肝的作用主要体现在三个方面：

首先，肝主疏泄条达。身体中气血的传输、疏通、发泄都要依靠肝脏。如果肝脏出现问题，气机运行就会不通畅，人就会出现水肿、瘀血，女孩子甚至会出现闭经等症状。

其次，肝主藏血。肝脏调节全身的血量，它就像一个水库，当旱季来临的时候，水库就释放更多的水灌溉庄稼；雨季到来，水库便开始蓄水，防止过多的水淹没农田。当我们活动，机体对血量的需求增加时，肝脏就排出储藏的血液，以满足人体活动的需求；当人在休息或者睡眠时，机体需要的血液量减少，多余的血液便储藏在了肝脏。岐伯说"人卧而血归肝"，指的就是这个道理。

肝气条达，
心平气和。

第三，肝主筋膜。筋膜，指人体的韧带、肌腱、关节等，对筋骨肌肉起着保护作用。不过，筋膜正常的屈伸运动，要靠肝血的濡养。一些老年人动作迟钝，运动不灵，很大程度上就是因为肝血不断衰减造成的。

如果心脏是"君主"，那么肝脏则是征战四方，同时还要保护"君主"的"将军"。就像一个国家一样，没有深谋远虑、作战勇敢的将军，那么就可能"国将不国"。对于健康来说，肝脏扮演着极其重要的角色，而且，和其他器官相比，肝脏是一个"沉默"的器官。

当我们胃出现问题的时候，我们会直接接受到胃的信息——胃疼；当我们长期以不正确的姿势工作，引发颈椎病的时候，颈椎会发出信号；当我们的肺出现问题时，我们可能会咳嗽；唯独肝脏例外，当肝脏受到疾病侵害的时候，它不会"哭"，而是像一个坚守岗位的将军一样，一如既往地默默付出，直到最后实在忍无可忍了，它才会有所反应。

如此重要的肝脏为什么"沉默"，不会"哭"，不能在疾病刚刚入侵的时候就发出预警？因为肝脏是五脏六腑中唯一一个没有神经细胞的脏器，也正是因为这样，人们常常漠视肝脏的保养。

一个出身贫穷的大学生，为了还清贷款，同时能够在大城市立足，他在紧张的学习之余，还找了三份兼职。这样一来，他几乎没有完整地睡过好觉，常常是瞌睡来了，打一会盹便了事了。

时间长了，同学们就发现他脸色发黄发黑，跟刚进大学时的青春、阳光样子完全不一样。一些同学劝他好好休息，慢慢来，可是这位同学依旧那么努力，从来不愿意放松一下。有一天，他两眼一黑，晕倒了，送到医院抢救了过来，但也没有检查出什么毛病。出院后，这位同学还是如此拼命，又过了两个月，他倒下了，再也没有醒来，22岁的生命就这样逝去了。

医院解剖后发现，这位同学死于肝中毒。

虽然，肝脏不会疼，它在绝大多数时候是"沉默"的，但是，并不是说我们对肝脏发生的一切就不能知晓。其实，对于养生来说，我们通过一些生活细节就能发现肝脏所产生的问题，这样就能早发现，早调养，早治疗。这里给大家介绍一个简单易行的方法来判断肝脏是否健康：

**小窍门**

将两手掌挨着额头，手背向前，对着镜子，看看手背和额头颜色的差异，如果颜色有差异，一定是肝脏需要更加用心地保养。如果颜色差异较大，就应该及时去医院检查肝脏。

其实，肝脏除了上面讲到的几个极其重要的作用，对于身体健康来说，它还有一个非常重要的作用，那就是解毒排毒。所以有人说："'肝'净人无病。"

## （二）解毒养肝，"肝"净人无病

医学家们普遍认为：欲要排毒，必先解毒。

在身体里面，最重要的解毒器官就是肝脏，与其他器官相比，肝是最"累"的。比如胃，当胃不舒服，我们可以停止进食，让胃进入修养生息的状态。肝不一样，每时每刻都得工作，都得解毒。我们摄入的食物，只有经过肝脏的解毒后，才能进入身体各种器官和部位。设想一下，如果肝脏解毒的功能受到损害，肝本身又具有藏血功能，即意味着进入血液的物质能量都是有毒有害的，那对健康将有非常大的伤害。

今天，我们生活的环境发生了巨大的变化，给肝脏增加了很大的负担，尤其是解毒方面的负担。我们每一天吃进去了许多食品添加剂、抗生素、激素、色素、维生素，这些都需要肝脏的解毒。所以，今天的人们更应该关注肝脏的健康问题。

简单说来，要让肝脏更好地解毒，我们要做的工作是养护肝脏。养护肝脏最重要的不是"做加法"，而是"做减法"，即养护肝脏，不是要大家去吃许多补品，要额外干些什么，而是"做减法"，不干什么。

首先，要特别注意饮食，多吃新鲜蔬菜、水果，少吃肉类，尽量避免摄入过多的脂肪。

有一个高三学生，十分注意"营养"。每天，他的父母都会给他准备丰富的肉蛋奶。过了一段时间，这位同学脸上长满了痘痘，而且早上总是睡不醒，即使起床，脑袋也是昏昏沉沉的。

一天，这位同学到一个名医那里就诊。医生诊断认为这位同学由于饮食不当，给肝脏增加了太大的解毒负担，致使肝脏解毒不过来，使得体内的毒素大幅增加。医生给开了一些药，更重要的是要他减少"营养"，给肝脏减轻负担。

> 怒气一发，则气逆而不顺。

后来，这位同学在一星期之后，痘痘减少了，每天早晨起床后，身体变得很轻快，头脑不再昏昏沉沉了。

现在人们的生活条件好了，过去是吃不饱，而现在则是摄入太多的脂肪。每当脂肪摄入过多后，肝脏总是勇敢地"冲锋陷阵"，要将过多的脂肪给挡下来。长此以往，形成了脂肪肝。脂肪肝指的是过多的脂肪郁结在肝脏，严重压迫正常肝脏细胞的工作环境。如果脂肪肝的现状不能慢慢改变，甚至恶化，最终将导致严重的后果。

另外，大家所熟知的是喝酒伤肝。摄入大量的酒精，需要肝脏的解毒，给肝脏增加了沉重的负担，严重的甚至会损伤肝脏细胞和机能。据权威统计，一次醉酒对肝的伤害相当于得了一次甲肝！所以，过量饮酒的朋友不能不注意。

其次，养肝需要好睡眠。岐伯说："人卧而血归肝。"也就是说在睡觉休息的时候，是保养肝血最好的时候。生活工作中，我们许多人都会熬夜，但是，无论如何，子时都应该休息。因为这个时间是肝胆排毒以及肝脏内部进行自我修复的时刻，如果能够给肝脏充分自我修复的机会，对加强肝脏排毒能力都大有帮助。

最后，良好的情绪养肝。春季养肝，因为春季是一个生发的季节，一切都是欣欣向荣的，就像肝脏一样，它要生发、疏泄，就得有一个良好的情绪环境。如果一个人常常压抑自己的情绪，对肝脏健康很不好。所以，一些中医认为，哭泣是肝脏保健的一种好方法，因为哭泣有助于将体内压抑的精神疏泄出来。其实，流眼泪也是排毒。有人做过一个实验，将一个情绪极不好的人的眼泪取出，注射给一只小白鼠，小白鼠几分钟就被毒死了。

一些朋友脾气特别大，经常生气发火。我们或许会说他们应该控制情绪，但实际上可能是肝脏出现了问题，比如肝火过旺，肝血不足。这是一个恶性循环，坏的情绪会加剧肝火，肝火反过来又让情绪更激烈。所以，要解决这些朋友的问题，需要从两方面入手，一是学会情绪管理，二是通过食疗或者让医生诊断，开一些补肝血、降肝火的中药。

# 照顾好身体的"粮食局长"

> 脾胃者，仓廪之官，五味出焉。
>
> ——《黄帝内经》

## （一）脾胃——气血生化之源

在《跟朱丹溪学自我调养》这本书中，我们用一个"圆"来表示五脏气机运行的过程。在运动的圆周中，脾胃处于中焦（中间）部位，在五脏气机运行中，起着枢纽作用。

本节前面这句话的意思是，脾胃，是掌管吐纳储藏的器官，五味就是从这里来的。在五脏中，胃就相当于一个仓库，我们吃进来的东西，经过食道、十二指肠进入胃里。它的主要功能就是接纳腐熟水谷，同时，胃还有一个重要的功能——生血。古代中医说："血变于胃。"举个例子，哺乳孩子的乳汁就是血的变现，而血是由食物的精华转化来的。

元朝有医学家说："胃者，脾之腑也……人之根本。"从这句话可以看出，脾和胃有着密切的关系，因此，许多医学家将脾胃连在一起看待。如果把胃比作一个仓库，那么脾则相当于一个运输公司。前面，我们简单介绍了胃的功能，那么脾的功能呢？

脾主要运化水谷精微和水液，脾将胃中的"原料"转变为精微物质，向上输送到心肺，再由心肺输送到全身。另外，水液的运化也要靠脾脏，如果脾的水液运化功能失常，就将导致水肿的产生。从前面的说明可以看出，脾的运化方向跟胃刚好相反，脾向上运化清气——水谷精微，而胃则是向下运送"浊气"。所以，胃气不畅，甚至倒流，会导致一个人不想进食，更会让五脏气机紊乱。除此之外，脾还有固摄血液的作用，也就是说让血液在血脉中畅通运行而不至于溢出脉外。

基于以上重要的作用，脾胃被称为"后天之本"。如果脾胃受到伤害，会造成气虚等症状，同时会不断影响身体其他机能的发挥。在《跟朱丹溪学自我调养》中，我们讲到一个案例，一个叫麻瑞亭的老中医，无论在诊治何种疾病的时候，都坚持从脾胃入手，治愈了许多患有疑难杂症的病人。

日常生活中，我们要怎样做，才是对脾胃最好的养生呢？从岐伯以来，历代中医名家都提出了许多好的建议，比如朱丹溪在《养老论》中，就提出了"节制饮食不偏食"的观点。他认为要养好脾胃，每一餐应该七八分饱为宜，尤其是晚餐要少吃，而且摄入的食物应该尽量多样，这样营养才更均衡。尤其需要强调的是，饮食结构方面尽量多摄入一些蔬菜和水果。朱丹溪认为"谷菽菜果，自然冲和之味，有食人补阴之功"。

另外，饮食清淡也很重要。朱丹溪在《茹淡论》中说："胃为水谷之海，清和则能受；脾为消化之器，清和则能运。"在许多中医名家看来，摄入过多的饕餮厚味，容易化火生痰，是"致疾伐命之毒"。

今天，一些中医认为胃是人的"第二张脸"。我们每一天的兴奋、愉悦、高兴、低落等各种情绪都可能写在脸上，胃同样反映着情绪的变化。

> 胃为水谷之海，清和则能受；脾为消化之器，清和则能运。

当高兴愉悦的时候，胃的各项功能就会正常地发挥，甚至超常发挥，消化液分泌增加，胃肠的运动加强，食欲大增。相反，当我们被抑郁、悲伤、低落的情绪困扰时，胃液酸度和胃蛋白酶含量就会增高，甚至会导致胃黏膜充血、糜烂形成溃疡。许多人都有一个很直接的感受，当他精神不振，心情不愉悦的时候，心口堵得慌，便不想进食了。因此，对于脾胃养生来说，维持良好的精神和情绪是至关重要的。

## （二）"脾胃内伤，百病由生"——李东垣"补土泻土"的智慧

脾胃在五行中属土，土能生万物。

金元四大医家之一的李东垣在钻研岐伯医学思想基础上，认为治病养生当以脾胃为先，从脾胃入手，方能收到良好的效果。他说："脾胃内伤，百病由生。"这句话的意思是，如果脾胃受到伤害，很容易染上各种各样的疾病。为此，他专门写了《脾胃论》一文。后代医学家普遍认为，李东垣对脾胃的认识和理解远远超出了前代，是名副其实的"脾胃大师"，又因为脾胃属土，因此，将李东垣归纳为"补土派"。

为什么要"补土"？其实在前文中，我们已经探讨了脾胃对健康的重要性，这些都是"补土"的原因。对于如何进行脾胃养生，我们在前文也作了一定的了解。

慈禧太后有一段时间经常感觉头疼，看不清东西，于是找来了太医。太医诊治后认为，慈禧的病

是因为脾胃出现了"阻滞"，使得气机不能升降导致的。御医从李东垣的"补土"思想中得到启发，并运用李东垣的四君子汤为慈禧太后调理脾胃。因为胃气降，脾气自升，脾气带着清气和精微物质上升运送到心肺，然后达至全身，头疼、看不清东西的毛病就会自愈了。

从历史上看，宫廷中得脾胃病的人很多。因为身居宫廷，长期吃着精细粮食，肥甘厚味，又较少运动，对脾胃健康自然有不好的影响。比如，从慈禧太后的很多医案中，就可以明显地看到这些影响。

但是，现实生活中，我们面对各种饮食诱惑，经受各种情绪影响，对脾胃或多或少造成了不良的影响。在我们红枫园健康课堂上，可以看到许多学员脾胃虚弱，胃也不"干净"，这时候，我们或许可以从李东垣的"补土"思想里汲取一些智慧。除了"补土"，为了更好地排除肠胃囤积的"垃圾"以及毒素，李东垣又提出了"泻土"。

李东垣认为，许多人都知道饮食不当伤脾胃，但"饮食所伤，此乃混言也；分之为二，饮也，食也。饮者水也，无形之气也；食者物也，有形之血也"。也就是说饮、食对所伤脾胃是不同的，解决方案自然也不一样。如果是"饮邪"所伤，在他看来，最好采取用出汗、利尿的方式排除"毒素"；如果被"食物"所伤，最好用"吐"或者"泄"的方法。

在辨别"饮""食"之外，李东垣认为还需要分清病情的轻重和和食物的寒热，主张"轻则消化"，用"理气"的方法"泻土"；对于脾胃壅滞闭塞很严重的情形，则需用"泻法"，如果泻法没有起作用，则需要用"涌吐倒仓之法"。而"吐法"的运用，也要分清轻重缓急，分别用药探、指探、物探（指用羽探、淡盐汤等探吐）几种方法来完成。

李东垣的"补土泻土"之法，对后世医学产生了深远影响，其蕴含的清除脾胃中的壅滞，疏通肠胃，让有形的物质和五行之气运行通畅的观念，给后世许多启迪。红枫园健康课程在李东垣补土泻土的思想基础上，为许多亚健康患者调理脾胃，清除胃肠的"垃圾"，让气血有干净运行的场所。

# 身体的"宰相"和"转运使"

"肺系一身之气，司呼吸，主皮毛，开窍于鼻。"

——《黄帝内经》

## （一）身体的"宰相"——肺

肺在五脏六腑中地位很"高"，一方面，肺在五脏六腑中的位置很高，中医称肺为五脏之"华盖"（华盖，是指黄帝出巡时官车上的伞盖）；另一方面则指肺的作用很重要，用《黄帝内经》中岐伯的话说，肺是"相傅之官"，也就是说，把身体比作一个朝廷，肺便是这个朝廷中的宰相。

肺的地位如此重要，它有哪些主要功能呢？

首先，《黄帝内经》说："肺朝百脉，主治节。"即指百脉都朝向肺，肺调节治理全身，肺的治理手段主要是通过"气"的运行。所以，肺的首要也是最重要的功能是主气而司呼吸，将呼吸到的气转化为正气或者清气输送到全身，并将体内的二氧化碳气体置换出来。

中医将肺称为"娇脏"，就是说肺是非常容易受到伤害的脏器。据说在古代，人们的肺是"透明"的。今天，我们生存的环境发生了很大的变化，尤其是很多大城市空气的质量不达标，这些都严重影响了肺的健康。所以，今天要做X光检查，很难看到"透明"的肺脏了。

其次，肺起到宣发肃降的功能。在《跟朱丹溪学自我调养》中，我们了解了五脏的"圆周运动"，当脾、肝带着的清气不断上升到肺之后，要完成"圆周运动"，完成气血的循环，肺的肃降功能就变得极为重要。在这个过程中，肺不仅将人的气机肃降到全身，也可以将人的体液肃降到全身。

所以，中医有一种说法，叫"肺为水之上源"。

了解了肺的宣发肃降功能后，对养生有什么样的帮助和启示呢？我们从大家最平常不过的一个症状——咳嗽说起。

在云南，有一个妇女咳嗽咳了45年，在这45年中，他找了无数个医生，都没有办法根治。后来，经过北京的一个医院透视检查，发现她的肺部有一个七厘米长的阴影。医生为这名妇女做了手术，竟然从肺里取出了一个直径约1厘米、长7厘米左右的树枝。原来，是她七岁那年跟小朋友爬树玩，不小心被树枝划破了胸口，经过医生缝合后，从此落下了咳嗽的毛病。

从这个有些极端的医案中，我们可以看到，当肺不能正常地宣发肃降的时候，气机运行就会受阻，表现出来可能就是咳嗽。

在日常生活中，许多人是不重视"咳嗽"的。其实，咳嗽是很重要的一种症状，反应出肺部一定出现了某种问题，因为"肺气上逆则咳"。如果出现咳嗽症状就及时就诊，或许能避免遗憾的结果。

　　著名的表演艺术家赵丽蓉，有一段时间常常咳嗽，可是那一段时间，也是她十分忙碌的时候。再加上赵老师对表演品质要求非常高，经常加班熬夜，几乎没有时间去医院就医。赵老师想不就一点咳嗽嘛，熬过这段时间再去看医生也不迟。有一天，赵老师正在排练，她又一次咳嗽了，当她打开手绢，猛然发现痰里面有许多血丝。赵老师赶紧到医院就诊，却被确诊为肺癌晚期。

　　在上面，我们已经分析过，对于咳嗽来说，是肺的气机受到了阻碍，使得肺不能正常地宣发肃降，导致整个气机的运行不顺畅。对于许多朋友来说，咳嗽最直接的感受就是觉得自己"感冒"了。

　　有一个年轻人，咳嗽了好几天，刚好，他的一个朋友也在咳嗽。那位朋友开了一些感冒的药，之后，身体有了明显的好转。这个年轻人于是买了些和朋友相同的药物，结果咳嗽不仅没有好，反而越来越严重了。最后，他不得不去就诊，医生给出了答案：虽然同样是咳嗽，同样是因为肺气上逆引发的，但是，分肺寒或者肺热。如果不分寒热，不仅不能治病，反而会使病情更加严重。

因此，当我们感冒咳嗽的时候，一定要分清寒热。

肺脏第三个重要作用是"主皮毛"。在古代中医里，"皮毛"被称为"玄府"或者"气门"，是气出入的地方，这些地方都由肺来主管。我们都知道人主要是通过鼻进行呼吸的，所以，中医上说"肺通窍于鼻"。

在上面的讲述中，我们已经了解了，对于咳嗽来说，一定要区别寒热才能对症下药。实际上，寒邪之气大多是从"皮毛"而入的，就是《黄帝内经》所说的"虚邪贼风"最容易从皮毛而入。比如当我们睡觉的时候，被子没有盖好，就容易导致寒邪之气通过皮毛进入肺部，伤害肺脏。

了解了肺主皮毛之后，我们在养生的时候要注意些什么呢？最主要的是要防止"虚邪贼风"侵入身体。下面这个案例就是一个典型的例子。

明朝开国大将常遇春，作战异常凶猛，少尝败绩，每一次打仗都自愿充当前锋，并自信自己可以抵挡十万大军，所以有"常十万"的称号，被称为"天下奇男子"。可是，这个人没有被敌人打败，却在大可作为的四十岁那年，患上了"卸甲风"。所谓"卸甲风"是指一些将军在外面大战过后，大汗淋漓，回到营帐，立即脱掉盔甲，贪凉吹风，引发了"中风"。一代大将常遇春就是这样，没有倒在敌人的刀枪下，而是倒在了"卸甲风"这种疾病中，四十岁就结束了生命。

今天，人们不仅容易患上"空调病"，甚至还有"冰箱病"，冰箱里的寒凉食物进入身体后，寒气将对肺产生不良的影响。我们经常在寒冷的冬天看到一种现象，叫"美丽冻人"，一些女孩子为了美丽，在大冬天里穿得十分少，寒凉之气就这样进入了体内，或许女孩们现在还年轻，身体抵抗力还很强。然而，这种寒气长期存在体内，很难祛除，很容易让女孩得慢性病。

我们知道，人要生存，离不开空气和食物。在人体中，负责运化空气的是肺，而传导食物的是大肠。所以，在中医上，肺经和肠经互为表里。举一个日常生活中常见的例子，小儿常常会因为积食而发烧，最后引发肺炎，这就是大肠经和肺经互为表里的证明。那么，我们在养生过程中，如何保养大肠呢？

## （二）身体的"转运使"——大肠

转运使是唐朝以后负责运输事务的中央和地方官员的称谓。大肠在生命中的作用，用岐伯的话说是"传导之官"，即转化水谷精华，转运糟粕。它扮演的就是转运使的角色。

"无毒一身轻"，如果身体里毒素很少，甚至没有毒素，身体自然就会健康清爽。所以，对于养生来说，排毒始终是一个重要的课题。而大肠是身体中最大的排毒器官，也是一个被毒素威胁最严重的器官。1.5米左右的大肠，存留着许多食物残渣，一旦不能顺利排出体外，就会形成宿便。据一些科学家研究，这些宿便里至少含有22种以上的毒素。如果它们长期停留在身体里，对健康的危害可想而知。对于大肠来说，要经常进行"大扫除"，保持肠道的干净。那么，怎样知道必须要进行肠道"大扫除"呢？

其实，有几个症状可以看出来：

1. 口臭
2. 皮肤没有光泽
3. 大肚腩
4. 烦躁，精神不振

在了解肠道"大扫除"之前，我们是否应该在平时的生活中，注意保持肠道的干净和健康呢？

首先，在饮食方面，尽量减少肥甘厚味，多摄入新鲜并且没有加热过的水果蔬菜。

今天，许多人的大肠已经积蓄了许多"垃圾"，这些朋友可能经常被便秘所困扰。面对这种情况，一方面我们要及时就诊，另一方面，从养生角度来说，我们可以多喝水，或者吃一些有利于预防便秘的食材，比如红薯。红薯曾经成功地解决了乾隆皇帝便秘的问题。

有一年，乾隆皇帝便秘了，御医很久都没有治好。一天，乾隆皇帝在皇宫里散步，闻到了一股香气，便寻着香气走过去，看到一群太监在烤红薯。乾隆皇帝也去取了一块烤红薯，真是美味可口。皇帝很纳闷，这么美的食物，朕怎么没有品尝过。太监说，这都是寻常百姓家的低劣食材，哪敢给皇上吃啊。但是，乾隆皇帝说，红薯的味道不比人参差，于是，烤红薯上了乾隆皇帝的餐桌。后来，吃了一段时间的烤红薯后，乾隆的便秘好了。

我们无法验证乾隆治好便秘就完全依靠红薯，但是，红薯的确有通便之功效。不过，体内湿气比较重的人要慎食红薯。

当然，我们最好是保持肠道的干净，因为"肠道干净，才能无病"。要保持肠道干净，就得将肠道中的宿便等"垃圾"清除。印第安人曾

肠道干净，才能无病。

经用一种大清扫的方法来清除肠道的"垃圾"，保持肠道干净。这种大清扫的方式主要是食用新鲜水果、青草茶、草药茶，等达到一定效果后，再食用

一大锅蔬菜汤。在红枫园疗法中，我们用新鲜的蔬果以及含有丰富活力酶的发酵植物汁，给学员的大肠排毒，可以看到许多人排出了四五公斤的宿便。

其次，坚持适度的体育锻炼，帮助肠道蠕动，推动肠道排便的锻炼。

模特儿在T台上走秀，她们的步伐被称为猫步，或者一字步，可以看到她们在行走过程中，腰部不停地在扭动。有医学家统计，长期走秀的模特儿很少便秘，这跟她们走秀的步伐步态有关系。不管是猫步还是一字步，它都带动了肠胃"运动"，所以，有利于排出肠道内的食物残渣，减少毒素的产生。

我们在养生的时候，也能从走秀的模特儿那里得到一些启示，帮助我们的大肠排毒。

# 肾脏，身体的净化器

> 肾者，做强之官，技巧出焉。
>
> ——《黄帝内经》

## （一）肾为先天之本

**岐**伯在《黄帝内经》中说："肾者，作强之官，技巧出焉。""作强"在古语中的意思是跟"工匠"有关，这句话的意思是说，肾的主要职责是主管"技巧"——发明创造。也可以理解为，在岐伯看来，肾脏就是一个创造生命的"工匠"，它具有创造力，更是生命的原动力。

因此，中医上讲肾为先天之本。那么，肾最重要的功能是什么呢?

《黄帝内经》说,肾脏的主要作用是主藏精、水液代谢、主纳气、主骨生髓。肾脏第一个功能是藏精,我们从一个故事说起:

一个叫李福兴的人,30多岁,他体型魁梧,平时花天酒地,嗜好女色。

这一天,他正要外出,突然一头栽在地上,嘴歪了,脸也斜了。

家人一看,赶紧去找大夫,找到了名医叶天士。

叶天士来诊断的时候,看到李福兴四肢不能动,身体非常僵硬,更不能开口说话,而且脸色发青,隐隐透着黑,"这是肾精枯竭的表现啊。"叶天士自语道。

"他平时是有什么不良嗜好吧?"

家人连连摇头,说:"是啊,平时里,这个李福兴就好酒色,我们规劝过多次了,可是,他就是不听。"

叶天士点头道:"这就对了,肾藏精,酒色过度必伤肾!"

　　肾精是人之根基，是非常宝贵的东西，人的生老病死都跟肾精的盛衰密切相关。肾则是藏精之所，所以，有人又将肾比作是人体的保险箱。肾精的构成主要有以下两个方面：

> 　　**先天之精**——受之于父母，是人体生长发育的根本。
>
> 　　**后天之精**——后天机体所摄取的水谷精华以及脏器在生命活动中所产生的精微物质，是维持生命的物质基础。

　　除了肾精之外，肾还主管一个人的生殖之精。肾气的强弱决定了生殖能力的强弱。

　　肾脏第二个功能就是主水液代谢。岐伯认为："肾者水脏，主津液。"这里的津液就是指水液，因此，肾脏又称为水脏。人体养生中，水液的代谢主要由肺、脾、肾来运作，在这几个脏器中，最关键的是肾脏。岐伯说："肾水主五液，凡五气所化之液，悉属于肾。"

　　电视剧里常有这样的镜头，一个叛徒被抓了，十分恐惧，不停地磕头求饶。可是，不大一会儿，叛徒吓得尿了裤子。我们常说吓得这个人"屁滚尿流"，掌管尿液的阀门就是肾脏。

肾如何运化水液呢？我们用下表来表示：

水谷—津液—{ 肺——（宣发）——外达皮毛，汗

肾——（气化）——膀胱——尿

第三，肾主纳气。

一个肾气很虚的人，在走路的时候，稍微走快一些，或者负重稍微多一些，就会气短，气喘吁吁。我们知道肺是呼吸的最重要的器官，同时，肺主肃降。那么，当肺将气降下来之后，如何完成一个循环？就要靠肾脏了。肾有纳气的功能，肾纳气之后，转化为精微物质以及水谷清气，随着脾气上升，再次回到肺，完成一个循环。

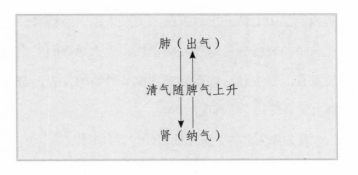

第四，肾主骨。肾精生髓、髓能生骨、骨生血，其中，髓包括大脑中的脑髓。因此，肾脏也会影响到头脑的思考能力以及骨骼的发育。

有一对长得高大的父母养育了一个孩子，这对父母想："咱们都这么高大，想必孩子一定能发育得健健康康的。"可是，孩子在很小的时候受到了几次大的惊吓。后来，孩子的身高总是比正常标准要矮一点，父母很着急，想不明白是什么原因。

对于成人来说，我们常说恐惧对身体很不好；对于孩子来说，惊吓对身体更有危害。惊吓的直接结果就是伤肾，按照《黄

肾脏是一个创造生命的"工匠"，它具有创造力，更是生命原动力。

帝内经》中七情五志对五脏的关系来说，恐伤肾。小孩子的肾受到一定程度的损伤，大大地影响了生长发育。肾主骨，进而影响到关节骨骼的发育，身高自然会受到一定程度的影响。

肾为先天之本，我们要怎样保养肾脏呢？

首先要在头脑中形成一个重要观念：养肾要重"藏"。

肾精非常宝贵，我们每一天的生命活动都在不断地消耗着，所以，要注意保管好肾精。打个比方，我们一个月收入4000元，除去房租、水电、吃饭、娱乐，可能只剩下300元，我们是不是应该将这300元好好存起来，以备不时之需？肾精就像是剩下的这300元，可能在关键时刻救我们的命。如果我们不在乎，每一个月都透支，"生命银行"里就没有存款了，我们将如何生活下去？

怎么保护肾精呢？

首先，养生贵在"不损"。肾主骨，肾所存之地为腰。肾与骨及腰是一损俱损、一荣俱荣的关系。要想不伤肾，就不要伤骨、伤腰、伤关节。

今天，一些上班族长时间坐在电脑前面，落下了颈椎病，甚至患上腰椎间盘突出等疾病。这些病一方面影响的是脊椎或者关节等问题，另一方面还会给肾带来伤害。所以，上班族尽量少点时间呆在电脑前，或者工作片刻，就揉揉腰，做一做腰部运动。

其次，要养护好脾胃。因为肾脏运化所需的物质来源于脾胃，中医上说伤脾就是伤肾，根源在此。如何养护脾胃，我们在前面已经谈过了许多，这里不再赘述。

第三，养成良好的生活习惯。大家都知道要保养肾脏，需要节制欲望，过度的性生活会导致大量的肾精流失，伤害肾。除此之外，我们保养肾脏要注意的地方还有很多。

我们看到许多人耳朵上经常塞着耳机，有一些年轻的朋友甚至将音量开得很大，或者听着劲爆的摇滚。长期下去，一些朋友除了感到耳鸣、头脑发涨或者免疫力降低之外，或许他们没有意识到这种做法还很容易伤害肾脏。在五脏和五官对应关系中，肾开窍于耳。也就是说，极听很容易伤肾。

在前面，我们还提到过冬天女孩子穿衣穿得过少的问题。对于肾脏保养来说，冬天穿得过少，同样不好，因为将膝盖等关节暴露在阴寒之下，伤害关节的同时，其实也是在伤肾。所以，冬天要注意保暖。

### （二）肾脏，身体的净化器

在上一节中，我们了解了肾有主水的作用。

脏腑运化产生的"废水"通过三焦水道下输于肾或者膀胱，这时候，肾气将发挥关键作用。在肾气的蒸化作用下，再一次将"废水"分类，分为清浊。清气重新循环上去参与水液循环代谢活动，而浊者则化为尿液，在肾和膀胱之气的推动下排出体外。在这一个过程中，假设肾脏不能健康工作，无法分清清浊，将产生什么后果？那就是清浊不分的混沌之气重新参与到水液循环中，浊气中很大一部分是带有毒素的，将大大损害我们的血液、脏器……因此，肾脏的排毒功能对健康很重要。

在人体新陈代谢过程中，会不断地产生尿素、尿酸、二氧化碳、水、无机盐等代谢物，如果这些物质在体内累积过多，不能有效地净化，将导致器官产生一系列中毒症状。要过滤净化这些代谢物，就要依靠肾脏。

除了过滤净化代谢物，肾脏还有一个重要的功能是净化血液。每分钟流经肾脏的血液相当于心脏输出血液的25%，因此，肾脏出现问题，就会导致血液出现尿酸中毒等严重状态。严重的时候，人会昏迷，甚至死亡。

基于以上肾脏的强大的排毒功能，肾脏又被称为全身的净化器。

肾脏是身体的净化器，一方面帮助身体排毒，另一方面，肾脏和其他脏器一样，同样会受到毒素的威胁。我们怎么知道肾脏是否有毒素存在，这对养肾是很关键的。医学界经过长期观察和总结，认为肾脏存有毒素，可能会有以下一些表现：

1. 月经量少，颜色暗沉。月经的产生与肾脏功能是否旺盛有密切的关系，如果肾脏毒素较多，月经量就会减少，而且颜色变暗。

2. 水肿。肾脏是水脏，管理身体体液的运行和排除，肾脏中毒，排除多余体液的能力就会降低，就出现了水肿，极其严重的甚至会出现尿毒症。

3. 下颌长痘痘。下颌部位归肾管辖，肾脏有毒素，会表现在下颌部位。

4. 倦怠无力。毒素消耗了肾脏的能量，使得肾无力为身体提供更多能量，因此，人会感觉很疲倦。

我们在养生过程中，可以做些什么，帮助肾脏更好地净化我们的身体？

除了在前一节，我们讲到的保养肾脏的各个方面要坚持外，还可以做到以下几点：

第一，增加酶的摄入，以增强细胞的活力和功能，帮助肾脏更有力地将毒素排出体外。比如，在红枫园疗法课堂上，通过含活力酶的汤液必齐醪醴疗法（详见《岐伯留给我们的养生"秘方"——汤液醪醴》），一步步恢复或者增强了学员肾脏的排毒能力。

第二，山药对补肾排毒有比较大的帮助。经常吃山药对五脏养生都有良好的效果，但最终还是以补肾为主。增强肾脏的功能，自然对排毒会有好的功效。

第三，按压涌泉穴。涌泉穴是人体最低的一个穴位，是人体的下水道。这个穴位和肾脏密切相关，经常按压此穴位，有利于肾脏排毒。

第四，掌握肾脏排毒的时间。肾脏排毒的时间大约在早上5：00~7：00。古人将上厕所称为"点卯"，卯时，就是早上5：00~7：00，这时候，太阳刚刚升起，崭新的一天开始。人们先上厕所，将一夜积累的"垃圾毒素"排出体外。这个时候，最好喝一杯好水，趁着空腹，让水咕嘟嘟从上到下冲刷一下肾脏，帮助肾将毒素排出去。

## 岐伯的"体质养生"

"人之生也，有刚有柔，有弱有强，有短有
长，有阴有阳。"

——《黄帝内经》

### （一）养生，先弄清自己的体质

"**伤**则毙；乘气入胃，阴盛则亡。"
这段话的意思是，如果一个阳气
非常旺的人吃了如桂枝这样的热药，很可能会出人
命的；而阴气十分重的人服了大乘气这样的寒凉之
药，很可能也会导致不可挽回的结局。

同样一种食材，对于这个人来说，可能是美味

佳肴，对另一个人则可能是砒霜毒药。这说明养生要根据个人的体质来进行，既要坚持养生大原则，又要根据不同体质灵活运用养生知识。

一个人的体质受先天、后天等诸多因素制约，同时还受到环境的影响。所以，有一句俗话叫"一方水土养育一方人"。比如四川、湖南一带的人们十分喜欢吃辣椒、花椒，这是由他们所处的环境造成的。四川湖南气候潮湿，经常阴雨连绵，而"六淫"中的湿邪之气很容易进入人体，所以，当地人们就需要辣椒这样的辛辣之物祛除身体的湿邪，保持身体的温度。广东人在开饭前，总会摆上一锅靓汤，这也跟广东有夏无冬的气候有关，人们一年四季都要工作，这就需要平衡地供给营养。

岐伯很早就指出必须根据个人的体质进行养生，虽然那时候没有"体质"这个词汇，但《黄帝内经》已经根据人的形体、肤色、认知能力、情绪及对气候的适应能力等多方面，将人的体质分为了木、火、土、金、水等五大类型。虽然这种划分在今天看来并不完美，但是，几千年前，先人们已经意识到了体质与健康的关系，这是非常不容易的。

如果从体质的阴阳强弱入手，对养生采取不同的方法，或许对健康更加有帮助。

| 体质类型 | 基本特征 |
| --- | --- |
| 阴虚阳盛体质 | 偏瘦，苍劲有力，底气较足，双目炯炯有神；进食虽然不多，却能胜任劳作。但是，这样体质的人常常容易上火，在养生方面多注意滋阴，不过要注意的是，滋阴当以不伤阳气为先。 |
| 阴阳俱盛体质 | 兼具以上阳盛表现，身体丰满，肌肉厚实，皮肤有些粗糙。吃东西比较多，平时几乎很少生病，不过，患病的时候则比较严重。 |
| 阴盛阳虚体质 | 形体丰满，皮肤白皙，并且很娇嫩松弛。进食多，但是，很容易化为痰湿。所以，更需要养阳，这样才能保养健康。 |
| 阴阳俱虚体质 | 有上述阳虚的症状，不过，和阳虚体质相比，这种体质的人形体偏瘦，饮食不多，在养生的时候，需要更多地固阳滋阴。 |

在《跟朱丹溪学自我调养》一书中，我们介绍了中国人的九种体质。结合上面从阴阳调和的角度介绍的体质类型，或许能够给你的养生带来某些参考。

曾经，我们中国人因为体质太差，被西方列强冠上了"东亚病夫"的帽子。经过几代人的努力，我们终于摘掉了这顶耻辱的帽子。对于个人来说，都想拥有健康的理想的体质。所谓理想的体质，是指在先天遗传的基础上，经过后天的培育，使人体的形体机构、心理智力以及对环境的适应能力得到全面的发展。不过，今天一些朋友离拥有理想体质的目标似乎越来越远。

法国博物学家拉马克说过一句话："用尽废退"，意思是脑袋、肢体越利用，他会越发达；反之，则会不断衰退。

对于我们养生来说，也是这样，好日子过惯了，或许会在不知不觉中放松了肢体的运动，不知不觉间，体格、体质都发生了变化。因此，我们要勤动脑体，但不能执著，不能妄想，勤于养生，如是，就可能拥有理想的体质。

## （二）体质养生，从生活调摄开始

名医治病，从不搞一刀切，总是根据不同体质辨证施治。

炎炎夏日，一个妇女突然晕倒，家人赶紧去找医生。

医生来之后，发现妇人浑身冰冷，没有汗出，更可怕的是没有脉象。医生拿不准，要求家人多请几个医生，一起会诊。

多名医生会诊后，依然拿不出结果。

家人急了，"难道真的没救了？"此时，妇女已经昏迷了三天。这天，名医周慎斋刚好路过这里，他发现这个妇女真的没有脉象了。问题是，妇女晕倒了三天还活着，那肯定是有脉象的，只不过埋得过深罢了。跟其他医生不一样，周慎斋认真观察了这位妇女：瘦，皮肤有些黑，手看起来挺有力量……他基本判断出妇女是阳盛阴虚体质。经过一番研究，周慎斋认为妇女体内太热，阳极盛，导致热极似寒，所以，体表冰冷，脉深而摸不到。

周慎斋对这家人说："找些布匹来，用冷水浸湿，放在病人身上。"

家人及周围医生都觉得很奇怪，病人浑身发冷，周慎斋竟然还用冷敷。不过，还是照周慎斋的要求做了，不大一会儿，妇人竟然有了知觉，慢慢醒了过来。周慎斋对她家人说："她得这病跟她的体质有关，虽然醒过来了，还需要好好调理，我去开一些调理的药，但是，最主要的还得在平时学会补阴，改变阳盛阴虚的体质。"

养生必须先弄清自己的体质，人的体质不一样，养生重点也就不同。不过，在岐伯看来，不管什么样的体质养生，都要源于生活，做好生活调摄，才是养生根本之"道"。

对于体质养生来说，调摄生活必须要做到以下几点：

第一、"治未病"。《黄帝内经》里有一句话说："是故圣人不治已病治未病，不治已乱治未乱。""治未病"是体质养生的精髓。

然而，"治未病"的道理许多朋友都明白，但是却很难做到，根源在于大多数人对看不见的疾病难以相信，因此，在养生的时候也就难以严格要求自己了。历史上有一个很著名的典故，说明了人难以看见自己疾病的道理。

名医扁鹊去齐国，齐国蔡桓公仰慕扁鹊，于是前去拜见。扁鹊一见蔡桓公便说："你的关节有病，应该及早预防和治疗。"蔡桓公没有理会，待扁鹊离开后，蔡桓公对左右的人说："医生太想赚钱了，我明明没有病，硬说我有病，如果我让他治疗，他岂不是很快就有一大功劳了。"

是故圣人不治已病治未病，不治已乱治未乱。

过了几天，扁鹊又一次见到蔡桓公，扁鹊对他说："你的病已经渗透到血液中了，应该赶快治疗。"蔡桓公又一次拒绝了，还对旁人说："扁鹊真是想钱想疯了，我好好的，怎么会有病呢？"

这样往返了好几次后，有一天，蔡桓公真的病倒了。下人赶紧找到扁鹊，扁鹊却拒绝给蔡桓公看病了。扁鹊说："病在关节，推拿按摩就可以；病在血液，针灸可以治好；病在脾胃，用汤液醪醴可以疗愈；而大人的病在骨髓，即使老天爷来治疗也无能为力了。"

这个典故对养生应该有所启示。我们只有在平时通过点点滴滴的努力，注重生活中每一个细节，最终才能累积出健康的身体。因此，有人说健康是需要投入的，投入时间，投入精力，而不愿意投入，放纵欲望，随波逐流，健康就会离你越来越远。在这方面，红枫园疗法始终致力于让每一个人做健康的主人，通过平时的努力，达成健康梦想。

第二、根据自己的体质合理养生。一方水土养一方人，每一个地方的人都有自己的特色，而每一个人又有自身的特点。养生的时候，特别要注意自己的体质，根据体质来养生。

有一个上班族，由于工作压力很大，有一段时间，他感到身体的免疫力越来越差，很容易感冒，而且气短，以前根本不费力气就可以爬上去的楼梯，现在爬一层就气喘吁吁。后来，他找了中医诊治，诊断结果说他阳气太虚弱，本身就是阳虚体质。于是，这个上班族买了许多补阳的药物、补品，疯狂地补阳。过了一段时间，他发现效果并不好，身体反而有了很多其他不适的症状。

如果这位上班族一开始就了解了自己的体质特征，在平时就加以注意，可能就不会出现这些疾病。这种"集中补阳"带来的可能是更多的副作用，因为是药"三分毒"。正确的做法是在饮食上，生活作息上慢慢调理，直到阴阳平衡。

除了以上两点，岐伯的"体质养生"还包含了环境卫生、合理运动、情绪调节等等，这些内容我们在以后的章节中会逐渐介绍。

# 警惕"六淫"

> 燥以干之，暑以蒸之，风以动之，湿以润之，寒以坚之，火以温之。故风寒在下，燥热在上，湿气在中，火游行其间，寒暑六入，故令虚而生化也。故燥胜则地干，暑胜则地热，湿胜则地泥，寒胜则地裂，火胜则地固矣。
>
> ——《黄帝内经》

## （一）警惕风、寒、湿

风、寒、暑、湿、燥、火是大自然生生不息所必需的条件，也是一个人健康的必要条件，它们被称为"六气"。它们的相生相克，相互作用有利于世界万物的生长变化。

不过，当这"六气"不足或者太过之后，便成为人的致病因素，给健康造成不利的影响。《黄帝内经》中将它称为"六淫"或者"六邪"。

本节开篇《黄帝内经》所说这段话的意思是：燥气使大地干燥，暑气让它蒸发，风气使它动荡，湿气使它滋润，寒气使它坚实，火气使它温暖。所以风寒在下，燥热在上，湿气在于中，火气游行于中间。一年之间，风寒暑湿燥火六气下临于大地，大地受纳之后才化生为万物。所以，燥气太过就干涸了，暑气太过大地就炽热，湿气太过大地就泥泞了，寒气太过大地就皲裂，火气太过大地就固化了。

我们将人体比作大地，或许就很好理解六淫对健康的危害了。

中医有一句话叫"六淫伤形，七情伤神"（七情，我们在《跟朱丹溪学自我调养》中已经详细讲解，本书省略）。六淫直接伤害着我们的"肉体"，六淫致病首先跟季节和环境联系比较紧密，比如，春天多风病，夏天多暑病，初秋多湿病，深秋多燥病，冬天多寒病。因此，我们一定要明白，在不同季节里，预防重点理当有所不同。

另外，六淫邪气可以单独侵袭人体而致病，也可能两种或两种以上同时入侵人体而致病。六淫之中，我们首先谈风、寒、湿，因为在《黄帝内经》看来，风、寒、湿三气杂至合而为痹，对健康的影响非常大。

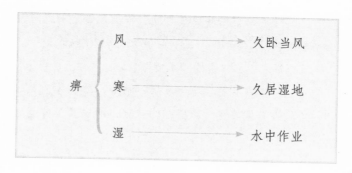

●风

《黄帝内经》认为风为百病之长。风无处不在，一年四季都有，风常"帮助"其他五邪入侵人体，所以，在中医诊疗上，常常出现风寒、风湿、风热等症状。风病更多出现在春天，春天尤其是要注意防范风邪入侵。王安石有诗曰："春日春风有时好，春日春风有时恶，不得春风花不开，花开又被风吹落。"王安石的诗句非常形象地描写了春风的美妙以及它的危害。风邪对人体的伤害主要表现如下：

> **外风**：表现为头疼、恶风、鼻塞；肌肉关节疼痛，游走不定，又称为"行痹"；风疹块，肌肤或者肠胃原有湿热等症状，外感风邪后，湿热郁积皮肤关节之间，导致风疹块奇痒难耐，此起彼伏。入侵四肢就会浑身酥软乏力，形成人们常说的"春困"。
>
> **内风**：主要症状为麻木、抽搐、晕眩等，症状的变化具有"动摇"的特点，所以又被称为"风主"。

如何才能在养生过程中避免风邪？《黄帝内经》里提出了"虚邪贼风，避之有时"的观点。在《跟朱丹溪学自我调养》这本书中，我们讲了许多案例，讲述避免风邪伤害的重要性。在这里，我们特别谈谈在运动中如何避免风邪入侵。

一些女性常常迎风跑步，长期下去，容易受到风邪入侵，也会损害阳气。其实，户外运动要尽量避免大风，并做到微微出汗就可。因为在《黄帝内经》看来，汗也是津液的一种，是身体非常宝贵的资源，过度出汗会耗血损心阳。有一些上班族因为白天很忙，可能在夜晚运动。因为夜晚是阳气散发、阴气比较盛的时候，此时，应该修养生息，这个时候去大量运动于身体益处不大；如果实在要运动，时间不应该超过晚上九点，尽量避免过于兴奋影响睡眠。

### ●寒

寒是冬天的主气，所以寒病多见于冬天，但是，在其他季节，人们也可能遭受寒邪入侵，比如都市里最熟悉的"空调病""冰箱病"，就是典型的寒邪入侵的表现。

比如，在零下一二十度的东北，当我们走进冰天雪地之后，如果穿得过少，身上马上就会起鸡皮疙瘩，这是身体在进行自我保护。因此，冬天保暖不够，可能会导致身体受到寒邪入侵。

寒邪入侵身体主要有两个方面，一个被称为外寒，它是伤于肌表的；一个直接入脏腑，则被称为中寒。

中医认为，寒属于阴邪，从阴阳平衡的观点看，本来阳气可以驱除阴气，然而很多时候，阳气却被阴气所压制，导致"阴盛则阳病"。

马悦凌女士曾写过一本书《温度决定生老病死》，阐述温度对健康的重要性。而寒邪直接导致身体温度下降，使气血运行不畅；从西医上说，则是血管收缩，毛细血管及微循环不畅，肌肉的粘滞性较大。

怎么能避免寒邪对人体的伤害呢？

一些人上班常将空调温度调得很低，这样或许很凉爽，然而长期下去，不仅会让寒邪侵入体内，甚至还会让身体的基础体温变低，降低身体免疫力；一些家庭的冰箱里，储藏了许多冷

养生要具体问题具体分析，不能盲目跟风，否则，最后伤害的是自己的健康。

冻食品，过度摄入冷冻食品也会让寒邪侵入身体。如果不能避免空调，可以喝一些姜汤或者姜茶，尽可能地将寒邪之气从体内逼出，并保持身体温暖。

女性尤其应该注意寒邪的入侵，因为女性的生理特点决定了她们十分害怕气血凝滞。一些女性在坐月子期间不小心导致了寒邪入侵，很容易造成寒邪入骨，将很难根治，原因是女性在坐月子的100天里，筋骨和腠理的闭合，将把寒邪包在体内，不能排出。

一些年轻的女孩受"韩流"的影响较大，模仿某些韩国连续剧主人翁的穿着，即使在寒冷的冬天，也将膝盖、大腿、肚脐等重要部位露在外面，名副其实的"美丽冻人"，寒邪之气也乘机"钻"进了身体。

有一回，一个年轻的女孩很不服气地质问一个医生："你们认为这样穿会让寒邪入侵，造成内寒外热，为什么韩国女生可以这样穿？"

医生解释道："且不说这样穿对韩国女生未必就是好的，韩国人的饮食结构就跟很多中国人不一样，比如，她们几乎每一顿都要吃辣椒酱，然后还要喝上一碗姜汤，这样在一定程度上达到祛寒邪的作用。所以，要具体问题具体分析，不能盲目跟风模仿，最后伤害到的是自己的健康。"

● 湿

湿为夏季之主气，所以，夏天多出现湿病。

在南方，夏季常常阴雨连绵，云遮雾绕，大地潮湿，这时候，人容易被湿邪所侵袭。其实对于湿邪，大多数中国人能清晰地感觉到，比如我们到一个地方，常会说，这个地方湿气有些重，这个地方干燥清爽，挺适合居住的。潜意识里，人们对湿气的危害是有认识的。

湿气主要分为两种：

1. 外湿：因为环境、季节等因素，或者水上作业感受到湿邪。

2. 内湿：脾胃运行失调，水液运化被阻碍，所以体内产生湿邪。

3. 一般外湿多引发皮肤、经络上的疾病，内湿则容易引起脏腑的疾病。

湿邪带给人的最大的感受，用今天的话来说就是"不爽"。

湿邪属于一种阴邪，它的特点是：

一方面很重浊，被湿邪入侵，人常常会感觉到头上仿佛戴了一顶十分沉重的帽子；同时，身体感觉、思维活动混沌不清。

另一方面，湿邪特别粘滞，粘滞有两方面的含义，首先，被湿邪入侵的人，小便常不便利，大便也会溏泄；另一层的含义是说湿邪入侵人体是缓慢的，但是，一旦被湿邪入侵，要彻底根除同样非常困难。

要怎样做才能尽可能地避免湿邪入侵呢？

首先，尽可能地保持居住环境干燥通风。

其次，做菜的时候，可以放一些振奋阳气的作料，比如花椒、砂仁等。

第三，适当地增加运动量，尤其是在夏季，一个应该充分生发的季节，增加出汗量，尽可能地将体内的湿气排出体外；同时，出汗还有助于气机通畅。

## （二）防范暑、燥、火

前一节我们讲了风、寒、湿三邪，这三邪都属于阴邪；而这一节暑、燥、火六淫中，被归为"阳邪"。我们要警惕风、寒、湿等"阴邪"对健康的危害，也要防范暑、燥、火等"阳邪"对健康的威胁。

### ●暑

中暑是我们再平常不过的事，想必许多朋友在酷暑之际都中过暑。和湿邪一样，暑邪也是夏季之主气，尤其是在夏至之后，立秋之前，是暑邪盛行的时节。

暑邪有几个特点：

> 1.暑邪为阳邪，性热，所以，被暑邪入侵的人表现为高热、口渴、脉洪等。
>
> 2.暑气升散，耗气伤津。暑气升腾，人的毛孔张开，不停地出汗，容易造成津液的流失。气伤之后，人会倦怠无力，要警惕晕倒。
>
> 3.夏天容易生湿。气候炎热，人们不经意地食生冷食物，易伤脾胃，影响脾胃的运行，湿气内生，人感觉到粘滞、不清爽、四肢困倦等。

防止暑邪，要遵循养生大原则，尤其是从饮食、作息等方面入手。在夏天暑气盛行的时候，既要注意避免炎热、暑邪入侵，又要顾护阳气。有些朋友在夏天喜欢喝绿豆汤清热降暑，甚至肆意饮用绿豆汤，殊不知绿豆性凉，过多饮用伤害阳气。

●燥

燥是秋天的主气，燥病分为外燥和内燥，外燥之邪多与气候环境密切相关；内燥则可能是体内精血减少，或过多地食用温热食材造成的。燥病外感的途径主要是通过口鼻，伤害肺脏。

为什么燥邪首先入侵的是肺部呢？这要从肺的功能来分析。肺主气而司呼吸，开窍于口鼻、皮毛，燥邪从口鼻入之后，首先损耗的就是肺津，进而影响肺的正常功能。

有养生经验的人就知道，要健康安稳地度过秋天，一定要懂得防止燥邪入侵。如何才能有效防止燥邪入侵呢？这里有几个实用的养生方法：

**小窍门**

1. 立秋之后昼夜温差较大，要及时增减衣服，既不要赤膊露体，也不要穿得过多，注意把握"度"。

2. 注意养阴润燥，多喝开水，蔬果汁，弥补损失的阴津，喝水或者蔬果汁要掌握方法，以少量频饮为最好。少吃辛辣煎炸热性的食物，因为辛辣的食物助燥伤阴，加重秋燥，对养阴更加不利。

3. 重视精神调养，始终以平和的心态面对生活和挑战，平静地度过"多事之秋"。

## ●火

在寒冷的冬天，我们也有可能"上火"，当然，更多的"上火"表现在夏季。火与热互称，两者又是有区别的，一方面，火可能是由热上升到一定的程度引发的，另一方面，风、寒、暑、湿、燥在一定条件下也有可能转化为火。

火邪分为两种：

> **实火**：可能由火邪或者热邪引起，或者是外感其他病邪后转化而来。常见的症状是：面红目赤、口干舌燥、尿黄少、大便不干净。
>
> **虚火**：多食，使脏腑阴阳失调，阴虚内热造成脏腑津液耗损，加上外邪引动，则生虚火，虚火生成比较缓慢，但成病后，治疗也比较缓慢。

火邪属于一种典型的阳邪，每一个脏器都有可能"上火"，我们要去火，需要针对每一个器官采取不同的方式，不能一概而论。

或许在夏季，朋友们知道如何避免"上火"，反倒是冬季，更要注意不要"上火"。冬天，毛孔都是闭塞的，许多朋友大多数时间都呆在暖气屋里，冬季要"藏"，是进补的好时机。于是，一些朋友就吃进去了许多高热量的食物，这样可能导致内热丛生，而且在冬天，这样的热还很难排出去。因此，不让身体"上火"最根本的方法还是饮食方面多加注意，尽量少吃过多的高热食物，同时，适当锻炼，增强身体的抵抗力。

## 养生之道，莫先于食

> 饮食自倍，肠胃乃伤。
>
> ——《黄帝内经》

### （一）80%以上的病都是吃出来的

"病从口入"，是一句耳熟能详的话。然而，许多朋友明明知道饮食不当对健康的危害，依然很难做到科学饮食。

据《2002年世界卫生报告》指出，高血压、高血脂、肥胖症、蔬菜和水果摄入不足，是引起当下非传染性疾病最重要的危险因素，而所有这一切问题都指向一个关键字：吃。

比如，一些朋友习惯大鱼大肉，摄入过多的脂肪、胆固醇，而维生素、矿物质、纤维素摄入过少；一些朋友宴请宾客，仿佛只有大鱼大肉才能代表"心意"，代表"感情"，于是，餐桌上摆满

暴饮暴食，脾胃一定会受到伤害。

了高脂肪、高胆固醇的食品，却很少五谷杂粮；不仅如此，在饮食味道上，也追求肥甘厚味，摄入过多的盐分，如此这般，都给健康埋下了"祸根"。就像文前《黄帝内经》里岐伯所说，暴饮暴食，脾胃一定会受到伤害。

有一个四十多岁的朋友，几乎所有身边的人都欣赏他，看好他，因为他这么年轻就当上了国内一流高校的副校长，前途无量。可是不久，身边的朋友们竟然收到了副校长家人传来的噩耗——副校长因病去世了。后来，医生们分析他去世的最根本的原因，在于生活饮食出了问题。为了应酬，他常常喝得酩酊大醉，平均一周有好几天都吃着大鱼大肉，吃着肥甘厚味，一两年前，就查出了他患有心

血管疾病，血压、血脂都偏高，健康早已亮起了红灯，拉响了警报，不过，副校长没有将这些放在心上，终于酿成了不可挽回的后果。

《黄帝内经》中对饮食的论述很多，它从一个侧面反映了岐伯以及其他先贤们很早就意识到饮食对养生的极端重要性。对渴望健康的都市人来说，要做到健康养生，在饮食方面要注意哪些问题呢？

少在外就餐。有统计表明，长期在外就餐的人，身体内的脂肪含量比常在家里就餐的人要高15%左右，更容易导致肥胖；另外，一些餐厅为了满足顾客对色、香、味的追求，常常会向菜里加入许多味精、香料等，这些对健康都是有害的。

调整饮食结构。在《跟朱丹溪学自我调养》中，我们已经介绍了蔬果谷物的比例应该占到整个食物的8成以上。

避免"问题菜"对健康的伤害。随着环境恶化，食品安全问题日益突出，人们对"菜篮子"的安全也很担忧，怎样不让"问题菜"上桌？首先，用清水将菜洗净后，要用碱水最好是酵素浸泡一下，防止蔬菜中有残留农药；另外在储存、加热等环节都要注意一下。防止问题蔬菜还有一个方法，那就是在选择蔬菜的时候就把好关，不要"以貌买菜"。

少吃"方便食品"。比如方便面是典型的高盐、高脂肪、低维生素、低矿物质的食品，同时，里面含有防腐剂和香精，对脏腑健康都有不好的影响。"洋快餐"更是如此，具有三高（高脂肪、高蛋白、高热量）和三低（低矿物质、低维生素、低膳食纤维）的特点，于健康无益。所以，这些食品被有些人称为"垃圾食品"。

## （二）不时不食

《黄帝内经》似乎预感到今天人们在饮食上或许不再"遵循"自然规律了，于是，几千年前，岐伯提出了"不时不食"的观念，意思是什么时令吃什么蔬菜、水果。

由于科学技术的发展，今天，许多人一年四季都能吃到新鲜的苹果、黄瓜、茄子等蔬果，这已经打破了自然规律，或许在这个时候谈"不时不食"有点落伍了，其实不是这样的。

比如我们常常吃到的甜瓜，成熟时节在七月，这个时候，它接受了充分的天地雨露的滋养，所以味道非常甜美。而现在通过大棚种植的甜瓜，提前一个月就上市了，虽然市民们提前尝到了甜瓜，味道与自然生长的却有很大的差距。

大自然已经为我们的生活制定了"春夏秋冬"四个时间表，几千年来，身体就是按照这个时间表，和着时间节奏成长的，春生、夏长、秋收、冬藏；相反，不按照时间节点来，就有可能损害健康。

比如在冬季，本来是该"藏"的时节，但我们摄入了春天才有的蔬菜，这时候，春季食物传递给身体的信号是"春天来了，万物复苏了"。对肾精的"冬藏"很不利，冬季不能很好地"藏"，自然就会妨碍来年春天的"生发"，就会产生一系列的不良的连锁反应。

其实，什么时候吃什么食物，传统民谚中能给我们很多启示。这些民谚都是老百姓生活智慧的总结，绝大多数都是合乎养生之道的。现摘录一些，供大家参考。

| 民谚 | 代表食材 | 季节 |
|---|---|---|
| "城中桃李愁风雨，春到溪头荠菜花"<br>"门前一株椿，春菜常不断" | 荠菜、香椿 | 春季 |
| "夏天一碗绿豆汤，解毒去暑赛仙方"<br>"夏季吃西瓜，药物不用抓" | 绿豆、西瓜 | 夏季 |
| "一天一苹果，医生不找我"<br>"新采嫩藕胜太医" | 苹果、梨、嫩藕 | 秋季 |
| "冬吃萝卜夏吃姜，不用医生开药方" | 萝卜 | 冬季 |

另外，我们在前一节已经讲了，要尽量少吃甚至不吃高脂肪的膳食，而是多摄入蔬果、豆类、谷物等素食。当然，最重要的是做到平衡膳食，所谓平衡，指的是身体对营养的需要和营养供给之间达到平衡，食物之间的营养成分比大致平衡。

不时不食，在现代生活中，还表现为饮食的科学顺序。

细心的人会发现，在聚餐的时候，一些餐厅会先给孩子们来点甜饮料，然后，开始上鱼肉等"主菜"和酒品。待大家吃到半饱时，素菜、主食上来了，主食上完后，会上一些汤，最后还有一些甜点和水果。

这种进食顺序在当下很有代表性，然而，却是不科学的。因为小孩子的胃本来就很小，饭前摄入过多的饮料，势必会让他无法充分摄入主食、蔬菜和水果，时间长了，可能会营养不良。对于成人来说，也是如此，当先上鱼肉等所谓的主菜，使得无法摄入足够的蔬菜水果，食物的配比很难满足蔬果与肉类比例达到8∶2，这样会在一餐饭里摄入过多的脂肪。

正确的进食顺序应该是：

新鲜水果——开胃汤——清淡蔬菜——主食——肉类

## （三）以食为补

随着人们对健康养生的理解越来越深入，"药补不如食补"的观念也渐渐深入人心。几千年前，岐伯在《黄帝内经》中就对"食补"进行了精辟的阐述。他说："大毒治病，十去其六；常毒治病，十去其七；小毒治病，十去其八；无毒治病，十去其九；谷肉果菜，食养尽之，无使过之，伤其正也。"这段话的意思是：副作用大的药，病去了十分之六，就不能再服；副作用一般的药，病去十分之七，就不用再服；副作用很小的药，病去十分之八，就不要再服用；即使没有副作用的药物，病好了十分之九，也不用再服用。这之后，可以用谷类、果类、蔬菜等调养，不能用药过度，伤了正气。

岐伯的话成了中国最早的食补原则。

食物是人的能量来源，改变饮食，注意饮食是养生最重要的课题之一。药王孙思邈说："安神之本，必资于食。救疾之速，必凭于药。不知食宜者，不足以存生也。不明药忌者，不能以除病也。"这句话的意思是要身心健康安宁，必须依靠食物；要让疾病快速康复，则需要药物；不知道自己应该吃什么食物的人，很难生存；不了解药物的副作用的，无法除病。

因为药王孙思邈的大力提倡，唐朝的食补养生非常盛行。我国第一本食补专著《食疗本草》就成书于此时，从那以后，"食补"在中国上升

进补如用兵，乱补会伤身。

到了一个更高的层次，不论是官宦人家还是平民百姓，对食补的作用都有较高的认识。

食补虽有许多好处，并不意味着越补越好，任何事情都有一个尺度，逾越了尺度，对健康不仅没

有益处，反而有害处。

有一个处长，前几年生了一场大病，从那之后，他就特别重视"养生"，恨不得一夜之间将健康"补"回来。于是，他吃了许多膏粱厚味、肥腻荤腥。有一些朋友知道他特别重视养生，给他带来了许多补品、保健品。没想到过了不久，这位处长又一次倒下了，这一回，他患上了心血管疾病。医生认为处长的病就是"乱补"补出来的。

国民党元老陈立夫经历了许多战乱，却能长寿。他说他所依靠的就是正确的食补方法，他有一个"48字养生真诀"，其中有20个字说到了饮食。他说："物熟始食，水沸始饮；多食果蔬，少食油腻。"因为饮开水可以避免细菌危害，少食油腻之物，可以预防高血压和心脏病等疾病。

民间有一种说法叫"进补如用兵，乱补会伤身"，指的就是食补必须对症。在养生过程中，人们应该关注的是通过调理饮食结构，改变不良饮食习惯来达到养生的目的。

食补养生方法有许多，这里给大家介绍一种简单却非常有效的滋养脏腑的食补方法——食粥。

宋代著名诗人陆游，有一次得了严重的胃病，找了许多医生也没有治好，此时，名医张文潜用"粥疗法"，将陆游的病治好了。为此，陆游还专门写了一首《食粥》诗，诗中说："世人个个学长年，不悟长年在眼前。我得宛丘平易法，只将食粥致神仙。"陆游诗的意思是，世上的人个个都想长寿，都在学些长寿的方法，殊不知，长寿的法子就在眼前，那就是食粥。

李时珍是明代著名医学家，他活了75岁，在古代这算是高寿了，他将自己的养生方法归结为"粥养"。他说，每天早上起床空腹喝一碗粥，与肠胃最为相宜，是最好的饮食了。清朝著名养生家曹慈山以研究粥著称，他说："粥乃世间第一补人之物。"

《温度决定生老病死》的作者马悦凌女士认为："食物的形状是非常重要的，但常常被人们忽略。"食物的形状充满棱角，肠胃很难充分吸收食物所蕴含的营养物质，而粥或者流食最利于脾胃吸收。

可以说，食粥已经有了几千年的历史，我国医书上记载的食补药粥就有500多种，为了让读者朋友们对粥有全方位的了解，我们录用了《粥食歌》，供大家参考。

若要不失眠，煮粥加白莲；

要想皮肤好，米粥煮红枣；

气短体虚弱，煮粥加山药；

治理血小板，花生衣煮粥；

心虚气不足，桂圆煨米粥；

要治口臭症，荔枝能除根；

清退高热症，煮粥加芦根；

血压高头晕，胡萝卜粥灵；

要保肝功好，枸杞煮粥妙；

口渴心烦躁，粥加猕猴桃；

防治脚气病，米糖煮粥饮；

肠胃缓泄症，胡桃米粥饮；

头昏多汗症，煮粥加薏仁；

便秘补中气，藕粥很相宜；

夏令防中暑，荷叶同粥煮；

若要双目明，粥中加旱芹。

## 顺应四季来养生

夫四时阴阳者，万物之根本也，所以圣人春夏养阳，秋冬养阴，以从其根，故与万物沉浮于生长之门，逆其根，则伐其本，坏其真矣。

——《黄帝内经》

### （一）春夏，让自己生、长

**文**前这一段话，岐伯表达的意思是，一个人养生必须根据四季阴阳的变化进行。每一个季节，气温、湿度各不相同，呈现出的景色也不一样。因此，人要健康就得顺应季节的变化，跟着季节的脚步前进。如果违逆了四季，不按照阴阳变化的规律养生，将伤害身体的根本，健康就成了无本之木。

● 春季养生

在岐伯看来，春天是生发的季节，"春三月，此谓发陈。"发陈的意思是，将整个冬天积蓄的能量都释放出来。

放风筝的人会发现，即使没有风，春天的风筝也容易飞起来。因为春天，大地上一股生气在涌动，树木潜藏了一个冬天的能量，能量不断地往枝干、枝叶、树梢上走，新的枝芽冒了出来。人也是这样，"一年之计在于春"，春天到来，又到了制定崭新计划的时候。春天，身体也进入了一个新的生长周期，我们得为保养身体做一些计划了。

不过，随着春天的到来，冬天积累的"疾病"也开始"生发"了。春天是许多疾病集中暴发的时刻，用《黄帝内经》的话说是"冬不藏精，春必病温"，春季人的生发跟冬天的"藏"有密切的关系。如果冬天没能充分积蓄能量，春天的"发陈"将会受到阻碍。

要让身体充分地"生发"，为一年的健康打下好基础，除了重视饮食养阳之外，我们重点说说保持一定的温度对身体在春天的生发的重要性。

有许多俗语或许可以为春季保暖提供一些参考，比如："春捂秋冻""二月休把棉衣撇，三月还有梨花雪""吃了端午粽，再把棉衣送"等等，都强调了在春季"生发"的时节，保温的重要性。当然，这些民谚所阐述的道理对养生是远远不够的。有医疗气象学家经过深入研究发现，春天许多疾病的发病高峰跟冷空气到来和气温持续下降有关系，最好的"捂"的时机是冷空气到来前的24~48小时。

研究表明，对于"春捂"来说，15℃是一个关键点，如果温度持续高于15℃，"春捂"便可以结束了。不过也有例外，假设昼夜温差高于8℃，依然要重视保暖，因为春天温度变化很快——昨天还是春风拂面，而今天却可能回到肃杀的"冬

> 冬季不藏，春必病温。

日"。要尽量避免"一向单衫耐得冻，乍脱棉衣冻成病"的情况。即使气候回暖了，也不要急着脱衣服，还得再捂7天左右，因为减得过快可能会"冻"出病来。

对于养生来说，春天还有许多要注意的，比如很多朋友都有过"春困"，春天容易旧病复发等等，这些将在我未来的书中一一为你作出解释。

● 夏季养生

夏季是一个万物快速成长、为秋天收获打下基础的季节。夏季养生，要注意养阳，让阳气充分成长。夏季是一个热情洋溢的季节，不要活得太压抑，或许说冬天大家藏着掖着都没有问题，但在夏季还压抑自己，对身体就不太好了。

岐伯说："夏三月，此谓蕃秀，天地气交，万物华实；夜卧早起，无厌于日，使志无怒，使华英成秀，使气得泄，若所爱在外，此夏气之应，养长之道也；逆之则伤心，秋为痎疟，奉收者少，冬至重病。"

岐伯这段话其实告诉了我们如何在夏天养生。他说，夏季三个月，是草木繁盛、繁衍秀美的季节，这时候，天地阴阳之气相互交合，植物开花结果，人们应该夜卧早起，不要厌烦白天太长，心中更不能存有郁怒，要让暑气宣泄出去。人应该表现出外在的美，这是对夏天"宜养"的呼应，违反了这个道理，我们的心就会受伤，到了秋天就会得痎疟，供给秋天收敛的能力就变差了，冬天就容易得重病。

红枫园健康机构有一个叫小燕的学员，她是一个白领，特别害怕阳光，出门的时候抹着各种防晒霜，头顶着遮阳伞。在夏天，她们公司的空调温度调得很低，人一进去，浑身感觉凉飕飕的，甚至会起鸡皮疙瘩。为了美丽，冬天她也不会保暖，总是将大腿露在外面。时间长了，她有一个惊人的发现：引以为傲的腿变粗了，最后她找到我问这是怎么回事。其实，这是因为小燕长期让大腿接受寒冷的"考验"。人的身体有一套自我防御的机制，当大腿经受不住冷气或者冬日的寒冷，它就会分泌大量的脂肪来抵御寒冷，这可能就是小燕大腿变粗的原因。

岐伯在上面一段话中，有四个字很关键，叫"无厌于日"。是的，夏天阳光照射很强烈，我们要防止紫外线的伤害，我们要白皙的肌肤。然而，阳光也是大自然给我们的馈赠，夏季适当地跟阳光"亲密接触""无厌于日"，能够增强人的抵抗力、免疫力，为身体补充钙质。

按理说，夏天很炎热，我们更应该防暑、防高温，不过，今天的人们更应该小心在夏天受寒。我们处在空调房里，吃着冰镇的食物，喝着冰镇的饮料。我们的毛孔在夏天是张开的，当屋子里冷气吹来的时候，很容易通过毛孔进入体内，形成内寒外热。

我们将岐伯的观点延伸出来，即是说夏季养生，还是要顺其自然，不要时时刻刻"躲"着太阳。我们的身体具有调节寒热的功能，身体就是一个空调。

**小知识**

身体空调
制热系统——肝、心
制冷系统——肺、肾

当我们很热的时候，身体制冷系统就会启动，肾水就开始"工作"，体表开始出毛毛汗，没过多久，身体就感觉不到多热，心情也就没有那么烦躁了。

夏天，一些朋友喜欢吃冷的食物，这是不科学的。夏天出汗多，身体处于"长"的状态，应该吃一些热性的食物。

夏天摸一摸肚子，你会发现肚子是凉的。夏天的时候，一些朋友不仅吃冷冻食品，还喜欢吃海鲜。在中医里，每一种食材都有它的阴阳寒热属性，海鲜就属于寒凉的食材，过多的寒进到了胃肠中，所以，一些朋友在夏天说自己的胃口不太好。有一句话叫"冬吃萝卜夏吃姜"，姜是热性的食材，在夏天恰恰应该吃吃姜，温暖一下肠胃，保养一下肠胃。

岐伯说："逆之伤心，秋为痎疟，奉收者少，冬至重病"，就是说如果夏季养生不根据夏季特点来，可能会"伤心"，秋天的"收获"也不可能很多。到了冬天，阴气很重的时候，人容易生病。

## （二）秋冬，让自己收、藏

### ●秋季养生

对于夏季养生，岐伯用了一个词叫"天地气交"，也就是说夏天天气很热，地面上的水分不断蒸发，天地之间温度高，湿度也高，热和湿交织，因此，夏天人们会有闷热、黏湿的感觉。立秋过后，一切都变了，秋高气爽，人的精神也变得平和爽朗起来，显然，这个时候的养生和春夏之时应该有所区别了。

对于秋季养生，岐伯说："秋三月，此谓容平，天气以急，地气以明；早卧早起，与鸡俱兴，使志安宁，以缓秋刑，收敛神气，使秋气平，无外其志，使肺气清，此秋气之应，养收之道也；逆之则伤肺，冬为飧泄，奉藏者少。"

这段话的意思是：立秋后，阴气开始上升，阳气开始下降，气候由热转凉，出现气候清冷劲急、万物肃杀的自然状态。此时，万物都已经成熟，人们应该早睡早起，闻鸡起舞，让自己的心神安宁，收敛锋芒，以免使阳气外泄，被肃杀之气伤害。如果不这样做，则容易伤肺，冬天就无法更好地"藏"，来年的生发便失去了基础。

我们应该以怎样的精神面貌面对秋天？岐伯给出了答案：容平。容是从容不迫的意思；平

只有在春天做出了一个完美的计划，夏天我们尽了最大努力去实现，秋天才可能心平气和等待收获。

是平和之意。也就是说，到了秋天就该从容不迫地生活。不过，有一个前提，那就是我们春生、夏长了，才可能从容不迫。就像我们的人生，只有在春天做出一个完美的计划，夏天我们尽了最大的努力去实现，到了秋天，我们终于可以心平气和地等待收获了。养生也是同样的道理，春天、夏天都没有做好养生，秋天就很难心平气和，很难收获健康。

所以，岐伯所说的容平，指的是为健康做了准备、付出了努力的人们的精神状态。

秋季养生，在岐伯看来，首先要早睡早起，

与鸡俱兴。在中文里，有一句话叫"鸡犬之声相闻"，充满了生活气息，鸡和犬是人类的好朋友。在秋天，农村人可以根据鸡的作息时间来作息，这样对身体是比较好的。城里的朋友，或许很难"与鸡俱兴"，但我们只需要明白一点就行了：秋天，早睡早起对身体有益无害。

秋天，我们应该收敛"心神"，让心神安宁。用岐伯的话来说，就是"使志安宁"。"宁"用繁体字来写，上面一个宝盖头，中间一个"心"字，代表"心神"；"心"字下面是一个"皿"字，代表饭碗；最下面是一个"丁"字，代表人口；也就是说，要做到"宁"，既要心神安定，还要衣食无忧，更要人丁兴旺，这样的状态才能叫"宁"。古代姑娘回娘家叫"归宁"，它是一种大团圆的意思。

岐伯认为，心神安宁才能做好秋天的养生。而一些朋友在秋日晚上，从一个酒吧转战到另外一个酒吧，每一天都推杯换盏，大鱼大肉，夜不归宿，家庭常常不能团圆，这就是一种"不宁"的状态，对健康是不好的。

看古装电视剧的朋友常听到一个词：秋后问斩。秋季在五行之中属金，金对应刀、兵；因此秋季是动刀、动兵的季节。加上秋天肃杀之气，古代问斩一般都安排在秋天来执行。清朝朝廷在每一年秋季都会在承德木兰围场打猎，用这样的方式来减轻秋天杀伐之气对人的伤害。

从四季对应五脏来看，春天对应肝脏，因此春季养肝，夏季养心，秋季养肺，一提到肺大家想到的是呼吸，"呼"和"吸"是完全不同的两个方面。在前面已经讲了秋天是"收"的季节，由此，对应的应该是"吸"。在秋天，趁着秋高气爽的时候，多做一些深呼吸运动，清清肺里的浊痰、黏液，让肺通过呼吸、吐纳变得更加干净。正应了岐伯所说："此秋气之应，养收之道也，逆之则伤肺。"

● 冬季养生

秋天如果没有很好地"收"，冬天到来，将很难做到"藏"。就像一个农民，秋收的时候，没有多少收成，冬天，他能有多少粮食入库呢？如果把我们的身体比作一个银行，冬天就是尽量往里面储蓄的时候。

对于冬季养生，岐伯是这样说的："冬三月，此谓闭藏。水冰地坼，无扰乎阳，早卧晚起，必待日光，使志若伏若匿，若有私意，若已有得，去寒就温，无泄皮肤，使气亟夺，此冬气之应，养藏之道也。逆之则伤肾，春为痿厥，奉生者少。"

岐伯所说的意思是：冬季三个月，是大自然万物闭藏的时刻，水面结冰，大地天寒地冻；此时，要做的是不要扰动阳气，早睡晚起，尽可能等到太阳升起再起床，要让情志就像潜伏的军队一样，就像人有隐私、心有所获一样；此时，一定要远离严寒，靠近温暖，不要使毛孔打开让阳气流失，这是顺应冬气，养护人体闭藏机制的法则。违背这一法则，就很容易伤肾气，到了春天可能还会得四肢萎缩的疾病。

冬季养生，岐伯用了一个词——"闭藏"，这里的闭藏不仅指身体的保暖，还指心神的闭藏。

中原地区，快入冬了，许多人家就开始做一

个动作——贴窗户纸，将窗户的缝隙牢牢地封起来。民间有一句俗语，叫"针尖大的窟窿，斗大的风"，指的是窗户上一个十分不起眼的小缝，漏进来的风特别大，这样的风最容易让人受到寒凉侵袭。贴窗户纸这个过程，其实就是一种"闭藏"的过程。

北方许多地方，每一年的十一月十五号开始供暖，而大多数地方十月下旬就已经很寒冷了，尤其是屋子里，不仅寒冷，阴气还比较重。这段时间恰恰是许多人生病感冒的时候，等暖气供给之后，人相对地就不容易感冒了。

上面两个例子，可以看出在冬季一是要闭藏，另外还得注意保暖，保暖其实是保阳气。

冬季主肾，冬季是养肾的季节，肾属水。在《跟朱丹溪学自我调养》中，我们谈到了一个观念：肾为五脏之阳，补肾只有藏、收没有泄。冬季闭藏就是给肾储存能量。

红枫园健康教育机构接待过一个科长，因为工作关系，即使在冬天他也常常熬夜应酬，某些时候，还在天寒地冻的地方考察工作。慢慢地，他发现只得靠安眠药来帮助自己入睡。他找到我的时候，我看到他脸上写满了疲倦，显然，长期的失眠痛苦地折磨着他。他苦笑着对我说："睡觉是一种能力，对我来说，好像失去了这种能力。"我听了他的介绍，了解了他的生活规律。

今年冬令进补，明年三春打呼。

经过认真研究终于明白了，这位科长是因为在冬天没有注意肾的"闭藏"，所以身体中的肾水不够"充盈"，使得他的心始终燃着"火苗"，无法让五脏"水火平衡"。

冬天，我们要更多地关爱自己，享受一年辛苦得到的果实。就像岐伯所说："若有私意，若有所得。""私"在这里就是自爱的意思。一个人只有爱自己才可能真正爱别人。冬天就是自爱，给自己储存能量的时候。俗话说："今年冬令进补，明年三春打呼。"可见冬天进补对健康是大有裨益的。不过，进补是有规律的，如果只是盲目的进补，不仅不能强身健体，还会损害健康。平时脾胃比较虚弱的人，进补时应该特别注意，补品需要脾胃的运化才能被身体吸收，对这类人群，最好先补脾胃，让脾胃的运化功能恢复正常了，再进补方能达成更好的效果。

## 听懂身体的话，健康自然来

"十二经脉，三百六十五络，其血气皆上于面而走空窍，其精阳气上走于目而为睛。"

——《黄帝内经》

### （一）身体会发出信号

文前岐伯这段话，表达了十二经脉与眼睛的关系，也就是说身体里发生的我们看不见的变化会在眼睛、面部、耳、鼻等外在器官表现出来，它就像是身体发出的一个信号。如果我们能够读懂它，及时调整养生策略，既可能保养健康，还可能预防某些疾病。

　　"医圣"张仲景年轻的时候，有一天上街，正好碰上了被称为"建安七子"之一的王粲，两人虽然交情不深，但彼此都有仰慕之意，加上年龄相当，所以王粲请张仲景到家中作客。没想到张仲景刚到王粲家中，看了看王粲的脸色，便对他说："王兄，恕我直言，你到四十岁的时候，将得一种病，先是眉毛掉光，半年之后就有丧命之虞，我给你开点药吧，这样就会好一些。"

　　当时，王粲的身体非常棒，他觉得张仲景是胡说八道，所以没有理会。过了一年后，张仲景再一次见到他，要他认真对待；这时候的王粲身体不仅没有随着时间流逝有所退化，反而看上去更加好了，他当然不会理会张仲景；就这样过了十多年，到王粲四十岁的时候，有一天早起，他照照镜子，很震惊，原来是眉毛全部掉光了，果然像张仲景说的那样，过了180天，王粲便死了，死的时候刚刚四十岁。

　　古代名医都特别擅长看面色知病变，对于养生来说，如果我们能够了解一些"识病"的知识，就能及早预防，更好地保养健康。

比如眼睛，它几乎能预报我们全身的疾病：眼底血管有所改变可能是动脉硬化、肾炎、糖尿病的征兆；眼结膜充血可能是麻

器官能给我们发出身体健康与否的信号，如果有意识地了解信号所代表的意义，或许能及早发现某些疾病的征兆，对症下药，保持健康。

疹、狂犬病早期的重要征兆，等等。

比如眉毛，《黄帝内经》说："美眉者，足太阳之脉，气血多；恶眉者，血气少；其肥而泽者，血气有余；肥而不泽者，气有余，血不足；瘦而无泽者，气血俱不足。"这段话说明了从眉毛上可以看出五脏的盛衰。眉毛属于足太阳膀胱经，它的盛衰依靠足太阳经的血气。眉毛长粗、浓密、润泽，反应了足太阳经血气旺盛；眉毛稀短、细淡、脱落，则表示足太阳经血气不足。

比如脸色，脸色苍白，白色位于两眉之间，说明肺脏值得注意；脸色赤红，两颧表现出绯红色，

可能是结核病之征兆；脸色发黑，可能是慢性病的表征，要特别留意；脸色发绿，是脾脏疾病的表征；脸色呈橙色，是胆结石、胆囊炎的表征；脸色青紫，一般来说，是由于缺氧所致。

比如面部斑点，当太阳穴、眼尾部出现较多斑点时，可能跟甲状腺功能减弱、妊娠、更年期、神经质以及心理受到强烈的打击有关；眼皮部斑点，可能是妊娠或者身体激素不平衡导致的；面颊部斑点，可能是肝脏患有疾病，更年期老人或者肾上腺机能减弱的人的表现；额头斑点，多半是性激素、肾上腺激素、卵巢激素异常；发际边斑点，常代表女性内分泌失调，激素不平衡；鼻下斑点，多见于卵巢疾病。

其实，不止以上几个有代表性的部位，在以后的书里，我们可以详细地就这个问题进行深入讲解。但是，我想说的是，身体许多器官能给我们发送健康与否的信号，有意识地了解这些信号代表的意义，或许能及早发现某些疾病的征兆，对症下药，保持健康。

## （二）小细节，大隐患

岐伯注重整体养生。正是从整体入手，即使身体一个小小的细节变化，也能给我们传递丰富的信息，所有的中医名家几乎都能从一个小小的"点"上准确知晓身体健康状况。我们养生是不是应该从中得到更多的启发呢？

在一次红枫园课程上，我讲了一个古代名医的故事：有一个妇女怀孕七个月了，由于回娘家路途遥远，十分劳顿，从娘家回来后，她便感觉到身体很不舒服，总觉得腹中胎儿不断往上顶，弄得她坐卧不安、心神不宁。她找了两个医生来看，得出了相同的结论：胎儿已死，要赶快用堕胎药将胎儿取出。

这真是一个悲伤的消息，这对年轻的夫妇不敢相信，她们又去找了当时的名医来诊断。这位名医把脉后，从脉象上看，胎儿确实已经死了。就在这个时候，他想起了一个小细节，那就是面部和舌头的颜色能够传递许多健康的信息。如果母亲面色发红，舌头发青，表示母亲活、胎儿死；面发青、舌发红，母亲死，胎儿活；如果脸和舌头都发青，则表示母子俱亡。名医看了孕妇的面色和舌色，发现孕妇舌头颜色都不发青，证明胎儿没死，可能只是胎儿位置往上压迫了心脏，只需要开几副药就可以了。

结果一个小细节，保住了一条宝贵的生命。

恐怕许多朋友都有这样的经历，蹲久了，一下子站起来，便会感觉头晕眼黑，金星乱冒。一般情况下，这是一种正常的生理反应。因为我们的大

> 身体每一个反应，每一个变化，其实都能为我们的养生指明方向。

脑和眼睛对氧气和养料的供给要求特别严格，一旦供应不充足，工作马上就会受到影响。人蹲着的时候，腰和腿都是曲折的，血液不能畅快地流通，当人一下子站起来，血液立即向下流去，造成上身供血不足，尤其是眼睛和脑部的反应最为明显，所以就会出现眼黑的情况。所以，当你久蹲要站起来，尽量缓慢一些，让血液下行有缓冲的时间。

可是，当一个人眼黑并伴有其他症状时，比如身体乏力、剧烈头痛、呕吐等症状，就应该及时到医院检查。

有一次，一个学员对我说，他洗澡的时候，常常会有胸痛的感觉。我建议他去医院仔细检查，因为洗澡时胸痛，有可能是冠心病、心绞痛、胸骨或者骨膜疾病引起的痛、神经痛等等。

我常常对红枫园学员们说"意之所在，能量随来""最好的医生是自己"，只要我们用心，时时处处皆养生。小细节，大隐患，我们必须关注身体的每一个反应，每一个变化，器官的每一种颜色，表现出来的每一种味道，其实都能为我们的养生指明方向。

最好的养生秘方，必定凝结了天地精华。汤液必齐醪醴，是上古先贤们用谷米发酵酿制而成的养生秘方。它合乎天人合一之道，顺应阴阳调合之理，它的制作方法和由此引发的讨论，成为《黄帝内经》的重要篇章。

从"汤液必齐醪醴"，到今天所关注的生命关键元素——酶，人类对健康的认识在不断深化……

# 中 篇

## 岐伯留给我们养生"秘方"
### ——汤液必齐醪醴

　　为什么有些治疗能药到病除，而有些却是药到病不除，关键就在于酶。

## 开篇导读

公元前1600年，正是商王朝时期。

在成汤做大王的时候，连续7年干旱。为了向上天祈雨，成汤做了许多法事，在全国各地设坛祈雨，最后大王成汤病倒了，什么药都吃不进去，全国的名医都请来了，还是没有办法。

眼看着大王一天比一天消瘦无力，成汤的厨师伊伊十分心疼不舍，他一定要想办法拯救大王，当下的关键是让大王能够吃下药。伊伊经过反复思索，提出了一个大胆的设想——用烧菜汤的方法，将大王的药治成汤液。伊伊又想到大王平时爱喝醪酒，如果将药材浸泡在醪酒里面，让成汤喝浸泡过药草的醪酒，药效是不是可以更好？

伊伊将想法付诸了行动，没想到成汤越喝越顺口，最后病完全好了。

非常可惜的是，伊伊缩写的汤液制作过程的书——《汤液经法》已经失传了。不过，汤液、必齐、醪醴作为一种重要的治疗方式在今天中医领域已经十分普遍了，并取得了良好的效果。

《黄帝内经》中，用了整整一章来阐述汤液、必齐、醪醴，可想而知，在中医养生史上汤液醪醴的重要性。汤液醪醴必齐是一种发酵产品，归根到底是一种对酶的利用方法，是岐伯留给我们的养生"秘方"，是值得朋友们认真研究和领悟的养生方法。

# 排毒，让身体更环保

一切疾病的主要原因和根源，就在于人的身体在不同层次上积滞了各种垃圾。

——（俄）安德烈耶夫

## （一）久毒成疾病

伦敦一家著名的医学陈列馆里，陈列着几块总共10公斤的像石头一样的东西。你能想象那是什么吗？那是从一名死者大肠里取出的粪便！无独有偶，德国一个著名的医学家在对280名死者进行解剖研究后，惊人地发现，几乎每个死者肠道内壁上都淤积了硬石状的粪便污垢。

这些所谓的粪便长期停留在身体内，成为毒素，在体温作用下，不断地挥发，污染着身体。同时，宿便的形成也是身体受到各种毒素影响造成的。就像文前安德烈耶夫说的话，他所说的垃圾指的就是人体的毒素。

身体内的毒素主要来自两个方面：

身体自身产生的毒素：

| | |
|---|---|
| 1.乳酸 | 7.死亡的红细胞及白细胞 |
| 2.游离脂肪酸 | 8.酸化油 |
| 3.异常蛋白质 | 9.氢化油 |
| 4.尿素 | 10.重金属 |
| 5.尿酸、尿酸结晶体 | 11.农药 |
| 6.无机纳 | |

——王明勇《好好吃救自己》

来自身体外的毒素多种多样，比如许多金属。

一些朋友常常用铝锅炒菜，这么做不科学。当铝遇到酸性物质，它就会被溶解出来，渗透到食物中，危害肝脏、肾和神经系统。世界卫生组织发表

过一个研究报告，他们发现老年痴呆症患者中大脑
铝的含量超过平常健康人的10~30倍。如果你发现一
些小孩多动，老年人特别容
易亢奋、失眠，就要注意是
不是身体中的铝含量过高。
实际上，我们在日常生活
中，接触铝的机会是很多
的。除了铝锅，还有铝箔纸、烤肉架、饮料罐大多
是铝制品。所以，在食用这些食品的时候要小心。

> 中毒是一个缓
> 慢的过程，久毒
> 成疾病。

　　除了铝，其他诸如砷、汞、铜等等，都可能给
身体增加毒素。

　　我去美国访问的时候，发现美国人喜欢直接喝
自来水。有一天，我去一家餐厅，服务员给我倒了
一杯自来水，里面还有氯的味道。氯虽然有消毒作
用，在高温下会挥发，但是，过多摄入会影响皮
肤。而且常常饮用氯水，患膀胱癌的几率会增高。
果然，我在美国一家医学研究期刊上看到，膀胱癌
患病率在美国癌症排行中列前十名。

　　在红枫园课程上，我要求学员们尽量不要用自

来水洗菜，因为蔬果会吸收自来水中的氯，我们在吃蔬菜的同时，也将氯吃了进去。最好的方式是在水龙头上安装一个过滤装置，或者尽可能减少洗菜时间，像有一些朋友直接将菜长时间泡在自来水里，是不可取的，用环保酵素清洗蔬菜则没有问题。

可以说，不管体内还是体外，我们每一天都在跟毒源打交道。要健康，不"中毒"，我们需要明白，中毒是一个缓慢的过程，久毒成疾病。因此，我们在养生的时候，一定要关注身体发出的细微信号，决不能视而不见，原因是这些细微的变化可能就是由器官"中毒"引发的。身体有60万亿个细胞，其中一个两个发生中毒病变，没有关系，假若是几千个、几万个、上百万个细胞中毒发生病变，那就是大事了。

红枫园曾接待过一个主任，他姓刘，是一家企业的中层干部，既要对老板负责，又要处理员工关系，还要拼销售业绩，整个家庭的重担也落在他的肩上，所以他的压力实在很大，几乎每天晚上都要加班，一日三餐也就是在快餐店里匆忙解决。后来，他发现自己皮肤过敏，迟迟不见好。

他跟我无意间说起这些，我听了后很认真地告诉他，你的身体里一定积累了很多毒素，现在你觉得这是小毛病，不过，往后发展非常危险，刘主任将信将疑。我给他举例，在血压、血糖出现异常之前，人的血压一定有高低起伏的过程，人们会感觉有些不舒服，不过因为是"小问题"，不去管它，也不愿意调整生活作息，慢慢地，身体就会从"不平衡"中寻找到新的"平衡"，于是，高血压、低血压就被固定了下来。

刘主任听我耐心讲解后，来到了红枫园，经过调理排毒和身心灵的全方位修炼，他有了良好的生活习惯和饮食习惯，身体里的毒素少了，人也变得轻松了。后来，他得知以前跟自己同样症状的一个朋友得了癌症，刘主任终于明白我给他讲的"久毒成疾病"的意思了。

## （二）让"空气清净机"更清净

要做好养生，肺部的排毒也是至关重要的。

一个人一分钟内大约呼吸十五次，肺脏在一天中有两万次空气的进进出出。身体所需要的氧气从肺部进入，身体排除的废气从肺部呼出。肺就相当于身体的空气清净机。

在红枫园课程上，有一次，我问学员们体内最大的脏器是什么，许多人说是肺脏。的确，肺脏看上去很大，所占用的空间也是最多的。不过，肺脏的体积很小，它之所以看上去很大，在于它是由无数个像小气囊一样的肺泡构成的。气囊周围围绕着细小的血管和微血管，肺泡与肺泡之间的微血管进行着氧气和二氧化碳气体的交换。氧气进入气泡后通过微血管，在红细胞的运送下送往身体各个地方。身体中的二氧化碳等废气，经由血液送往肺泡，最后呼出体外。

肺承担着空气交换的任务，而今天被污染的大气、汽车尾气、抽烟、炒菜油烟等使肺脏很容易积累许多垃圾、毒素。如何通过养生排除这些毒素，还自己一个干净的肺脏呢？

红枫园有一个学员，在一家文化公司上班。他长时间面对电脑，绝大多数时候都坐在椅子上，时间长了，他感觉到胸闷，还伴有喘气。到红枫园之后，我们教他通过做扩胸运动，腹式呼吸排除肺部毒素。腹式呼吸为什么对排除肺部毒素有帮助呢？由于肺部吸进来的脏东西容易下沉，仅靠肺部自身呼吸排出体外是困难的。所以，要让自己的呼吸变深，才能将这些垃圾排出体外。

肺部器官中有许多黏膜和绒毛组织，白天吸进去的废气、毒素就粘着在绒毛、黏膜上面，晚上气管会产生许多黏液，将这些脏东西包裹住。因此，早晨起床后，最好通过咳嗽、咳痰将这些"痰"慢慢往上推，直至咳出来。切记，不要将痰吞回去。

## （三）多喝好水可排毒

在《生命乐章》和《跟朱丹溪学自我调养》中，我们了解了水对健康的重要意义。医学界公认健康四大要素："好水、酶、益生菌、膳食纤维"。在这四大要素中，好水排在了第一位。

我们的细胞膜上存在两个出入口，一个是水分子进出，另一个则是负责物质通过。物质能量在细胞中的运输靠水分子的震动。如果水的品质不好——比如过硬，或者是大分子水，有污染的水，它的振动力就不够，细胞物质能量的运输就不顺畅。于是，物质

健康四大要素：好水、酶、益生菌、膳食纤维。

和水就囤积在此，氧气能量进不来，废物又出不去，时间长了，这个细胞就会窒息死亡。

水是生命之源。水在人体中占很高的比例，胎儿90%都是水，婴儿80%是水，男人70%是水，女人65%，老人60%。在前面两本书中，我们了解了水的其他作用，这里，我们主要谈谈水排毒和健康的关系。

世界小分子水研究权威巴特曼博士在他的书中记载了这么一个案例，有一个男孩6年来一直为头上的皮肤炎症苦恼，父母为他找了许多医生也没有办法根治。最后他们找到了巴特曼博士，这时候的男孩血液循环也出现了一些障碍，导致学习能力有所

下降。巴特曼博士诊断后，发现男孩长期以来，摄入的水分质量不高。巴特曼博士在让男孩继续吃药治疗的同时，采用了"水疗"，即让男孩摄入身体所需的充足的小分子水。通过调理，小男孩的病情缓解了。一年之后，他的皮肤炎症状彻底消失了。

"水"是如何做到的？它能排毒的原因在何处？

首先，好水可以冲掉残存在体内的有害物质。小分子的活水进入细胞，它能将细胞内淤积的废物携带出细胞，由排泄系统排出。得了痛风病的人，医生会嘱咐他多喝水，每天要喝十杯水，这样做有利于将体内的尿酸冲淡，便于排出体外。

第二，促进排便，防止宿便形成。每天早晨起床，早餐之前喝一杯好水，可以促进肠胃蠕动，同时让大肠充分吸收水分，避免粪便干燥形成宿便。

第三，有助于让女性避免膀胱炎。因为女性的尿道较短，如果尿液储存的时间过长，容易滋生细菌，多喝水可以冲淡尿液，同时让膀胱经常排空，避免细菌感染。

岐伯教会我们的养生智慧——五脏和谐

岐伯留给我们养生「秘方」——汤液必齐醪醴

岐伯传承下来的修身秘法——心神合一

另外，我们还要强调，喝水是很有讲究的。一个人一天至少需要7~8杯水，大约2000~3000毫升，而且是小分子弱碱性活水为最佳。饭前尽量避免喝过多的水，因为那会稀释胃液，对消化不利。消化功能不太好的朋友最好在饭前喝点汤，有利于促进消化。患有肾脏病、心脏病、肝硬化或者有水肿现象的人要注意控制饮水量。

《本草纲目》用了很大的篇章阐述了各类水的功效，朱丹溪的"倒仓法"中强调了长流水的使用。纵观传统养生，您会发现植物中蕴藏的水才是上上之水，假如您没有盛水的器具，生活在原始的果林中，以果为食，也许您就不用日饮7~8杯水了。

# 用对酶，增强生命原动力

> 如果人像灯泡，酵素就是电流。没有电流，灯
> 泡就不亮；没有酵素，生命就停止。
>
> ——波以尔（1997年诺贝尔医学奖获得者）

## （一）补充酶，增强生命原动力

**酶**，又被称为酵素，它是一种以蛋白质为
外壳的具有触媒作用的生物体，担负着
各种生物化学反应的催化功能。还记得在《跟朱丹
溪学自我调养》中讲到过的一个案例吗？如果没有
酶的催化作用，一个馒头从我们吃进嘴里，到能够
被身体吸收利用，至少需要247天。因为有了酶的催

化作用，这个过程只需要30秒。

除了催化功能，酶还能激发细胞活力，比如，缺乏酶，精子卵子就无法结合，细胞的活动就会受到影响。可以说，酶是本质上影响人类寿命的最重要的营养物质，同时，它也是最具生命力的营养素。

人体中大约有两万多种酶，每一种酶只有一个功用，也就是说酶的作用是非常专一的。那么，酶有哪些分类呢？

---

**酶的分类**

体内酶：消化酶、代谢酶

体外酶：食物酶、酶补充品

---

我们说酶能增强生命原动力，主要体现在什么地方呢？

首先，酶素参与"氧化还原反应"，对于身体来说，自由基是重要的毒素威胁，预防癌症就要预防自由基的产生。我们身体每时每刻都在做着氧化反应，让氧化物中的氧分子消失，回复到原始状态，这个过程就是"还原"。"还原反应"有助于消除自由基，而"还原反应"的顺利完成，离不开酶的参与。在"还原反应"之前，酶还要完成"转移反应"——搬运氧化所需要的物质。

第二，消化吸收离不开酶。我们吃馒头，如果多嚼一会儿，会发现馒头越嚼越甜，这便是淀粉酶促进消化引起的。馒头中的淀粉经过淀粉酶的分解，分解成了麦芽糖和糊精。其实，我们吃的每一口食物都需要酶的消化和分解，只有这样，才能快速地被身体吸收。就像前面举过的一个例子，如果馒头要247天才能被身体吸收，人早已没命了。酶让生化反应加速1000醇以上。

当然，酶还有排毒、净化血液等功能，我们将在下一节讲述。

上面两点，让我们知道没有酶的参与，生命活动就无法进行下去。在《跟朱丹溪学自我调养》中，我们讲过要身体不缺酶，只有两条途径：做加法和做减法。做减法，即尽量减少酶的消耗，比如少吃甚至不吃肥腻的食物，少喝酒，尽量"不损"，注意作息时间，不给身体额外的负担；做加法，就是尽量从外界摄入酶，主要有两个途径，一是从新鲜天然食品中去补充，如蔬菜、水果等等，另一个途径是补充酵素营养品。

## （二）"酶"和"益生菌"

有一种老鼠天生就容易得肝癌，东京大学的一位教授为了实验益生菌，做了一个实验：他将我们常见的大肠菌、肠球菌等坏菌放入老鼠的大肠，不久，这批老鼠全部死于肝癌；另外，他又将益生菌代表之一的乳酸菌和大肠菌一起植入无菌老鼠的肠道，原本百分之百死亡率的老鼠死亡率竟然下降了百分之五十。

这个实验证明益生菌具有分解有害物质的作用，能够帮助肠道排出毒素。我们做个大胆的假设，如果肠道中的益生菌占了多数，依据他们的分解能力，排毒能力，肠道"干净"是不是就变得容易一些?

我们的肠道中充满着各种细菌，这些细菌可以分为三类：有害菌和益生菌（无害菌）、中性菌

（骑墙派，可以变好也可以变坏）。一个健康的人，肠道内三种菌始终处于动态平衡状态，三个菌群的比例是益生菌约占20%，有害菌约占30%，而中性菌约占50%。

肠道中三种菌类就像一个国家里的三个党派一样，有执政党，有反对党，最多的是没有党派的中间选民。在势均力敌的情况下，每一个党派都需要争取中间选民。"中间选民"倒向谁，那一方获胜的机会就比较大，但是"中间选民"比较"势利"——谁的力量大，它们就倒向谁。一个不爱惜身体的人，作息不规律，饮食不健康，在多种因素作用下，它的肠道内有害菌不断增加。当有害菌超越了益生菌，中性菌就会倒向有害菌一边，久而久之，就会引发各种疾病。

要让肠道干净，我们需要更多的益生菌。有一个途径可以实现这个目标，那就是将中性菌转化为益生菌，而良好的酵素饮食是最好的将中性菌转化为益生菌的方法。因此，身体中保持足够的酶，就能将身体里面更多的中性菌转化为益生菌，更好地维护健康。

在前面一节，我们复习了通过"做加法"和"做减法"补充酶。在这里，我给大家介绍一下酶健康生活需要注意的五大秘诀。当然，酶健康是一个很大的课题，详细内容将在我的下一本书——《酶决定生老病死美》中呈现。

### 酶健康生活五大秘诀

使用优质炒锅。选用锅面没有任何漆料，锅盖能够密封的锅子。

用油讲究。炒菜最好用单元不饱和的橄榄油或多元不饱和的葡萄籽油，冷压葵花油。

炒菜原则。运用锅子的水蒸气把菜煮熟，保留食材自然的原味和养分，而不是用热油爆炒。

少食或者禁食精致的白米，改食五谷杂粮；少食白面粉制成的各种食物，改食全麦面粉替代的食物；少食白糖，改用蜂蜜、黑糖等自然食物。

以当季盛产的五色水果为首选，每天至少吃约一碗的份量。

——摘自《酵素阿嬷的逆龄配方》

# 汤液、醪醴、必齐——养胃、净血、排毒秘方

病为本，工为标；标本不得，邪气不服。

——《黄帝内经》

## （一）认识汤液、醪醴、必齐

汤液醪醴必齐是一种通过五谷发酵的酒类，其中清稀淡薄的叫汤液，浓稠味厚的叫醪醴，经过捣挤的植物汁液叫必齐。汤液醪醴必齐经历几千年的发展，成为中医重要的方剂，成为治病救人不可或缺的良药。从现代医学来看，汤液醪醴必齐就是一种发酵的酶。《黄帝内经》专门

用了一章来讲述汤液醪醴，可见其重要性。

从那以后，汤液醪醴这种发酵药物在中国不断发展着，不断地丰富着祖国医学宝库。

3000多年前，周朝人就已经用麦曲将淀粉降解为麦芽糖制作饴糖；2500年前，也就是春秋战国时期，当时的人们已经用酒曲治疗肠胃病。

酶是生命的"魔术师"，是生命的第八大元素。

尽管那时候没有"酶""酵素"这样的名字，但这并不影响千百年来，一代又一代的名医运用汤液醪醴必齐里的"酶"拯救万千百姓。

西汉名医淳于意就是运用"酶"的高手。有一次，齐北王患了风病，淳于意给他配伍了三石汤液醪醴，治愈了他的病。还有一个王美人因为难产，淳于意给他配了以莨菪为主要原料的汤液醪醴，王美人顺利产下了一个男婴。

东汉张仲景在《伤寒杂病论》中写道："妇人六十二中风，腹中血气刺痛，红兰花酒主之。"红兰花酒就是一种以红兰花为主要原料的汤液醪醴。

到了唐宋时期，汤液醪醴的运用更加广泛，也更加有效，《备急千金要方》还专门设"酒醴"一章。

明代医学家李时珍在《本草纲目》中设有"附诸药酒方"专目，每一条目中都注明了汤液醪醴配方，内容丰富，简单易行。此外，还有许多医学名著都记载着汤液醪醴配方以及效用，比如明代吴某的《扶寿精方》，龚庭贤的《万病回春》，清代孙伟的《良朋汇集经验神方》，陶承熹的《惠直堂经验方》，王孟英的《随息居饮食谱》等。

实际上，不止我们的先人，在其他国家，人们也很早就意识到了酶的作用，虽然它们的表现形式和汤液醪醴有所不同。

《圣经》提到过一个故事：埃西家斯临死时，以赛亚告诉他："取一块无花果，贴在胸口上，就能治好病。"因为无花果里含有丰富的蛋白酶，它能使伤口很快愈合。中世纪的欧洲，人们将一种树叶加工成汁液，用于伤口中的刀伤或者溃烂，这种酶的使用方法至今仍被运用在治疗伤口溃烂上。

现代医学界对酶的认识更加深入，将酶比作"生命的魔术师"，列为生命的第八大元素。今天，我们更好地认识汤液必齐醪醴，更好地认识酶，就能更好地养生，维护健康了。

## （二）汤液醪醴——养胃净血排毒

汤液醪醴必齐，作为远古时期发明的一种富含酶的药酒，它们是怎么制成的，对今天我们的养生能带来什么启示呢？岐伯和黄帝进行了一段非常有哲理的对话，或许能给我们一些解答。

黄帝问岐伯："用五谷怎样才能制作出汤液、醪醴呢？"

岐伯回答说："用稻米来发酵，用稻秆做燃料，因为稻米之气很足，所以，稻秆很坚硬。"

黄帝问："为什么呢？"

岐伯回答："因为稻米得天地之气，生长在高低适宜的地方，能够接受最精华的天然之气，同时又在收获的季节，因此稻秆最坚硬。"

在这一段对话中，我们已经知道，在黄帝以前，汤液醪醴已经出现了，人们已经掌握了发酵的技术。从岐伯的话中，我们可以看出，制作汤液醪醴，秉持的是自然、天人合一的思想。在古人看来，稻米是五谷精华。中医讲究气血阴阳，而"气"的繁体字，下面就是一个"米"字，代表水谷养气之意。

作为发酵品——汤液醪醴的作用是什么呢？岐伯和黄帝还有一段对话。

黄帝问："上古时代的医生，制成了汤液醪醴，只是用来祭祀，不用它煎药，这是为什么呢？"

岐伯回答道："上古医生制成了汤液醪醴，是以防万一的，那时候，人们跟鸟兽居住在一起，过着顺其自然的生活，所以，用不着汤液醪醴。到了中古，人们不注意养生了，外邪常常入侵身体，就需要吃些汤液醪醴，让身体好转。"

现代生物学研究发现，发酵的糙米（古代主要是糙米）富含丰富的非蛋白氨基酸，具有很强的活化血液，增强脑细胞代谢，改善睡眠，降低血压，改善肝功能等功能。以它为原料制成的汤液醪醴必齐，具有哪些重要的作用呢？

第一，养胃

治病当以脾胃入手，养生也是如此。如果脾胃的运动坚强有力，消化、吸收能力很强，自然有利于水谷精华的吸收。而酶可以成为脾胃的好帮手，它能快速分解食物，促进消化吸收，为脾胃减轻负担。同时，酶萃取天然食物的精华，对胃没有刺激作用，还能被小肠快速吸收，送往全身供机体代谢，不会增加胃肠的负担。

一个很瘦弱的女孩来到红枫园健康教育基地，她说自己胃口很弱，消化能力很差，气色各方面都不理想。我们的健康团队从养生角度为女孩制定了一套酵素饮食养生方案，补充她身体中的酶，同时，改善饮食，食用汤液醪醴，流食，对于她这样肠胃较弱的女孩来说，更容易吸收营养。经过一段时间的调养，女孩的脾胃能力增强了，水谷精华的吸收能力变好，健康状况自然也就改善了。

第二，净血

血液中垃圾太多，血液将变得非常黏稠，运行就不够通畅，营养物质不能到达它应该去的地方。长期下去，会引发高血脂、动脉硬化等疾病。

这些疾病是怎么开始的？

或许跟饮食不当有关系，过多地摄入高蛋白、高热量的饮食，使得血液中的酶缺乏，没法将血液中的垃圾清除，导致血液污染，血液中多余的脂肪和斑块容易沉淀在血管壁上。而酶有一个别称——血液清道夫，它能分解血液中的废物，溶解已经形成的血栓块。根据权威的医学机构研究，在动脉血管里工作的酶就多达90多种，它们可以有效地净化血液，缓解心血管疾病。

德国汉姆大学一名教授对360名患有血液循环疾病的患者进行跟踪调查，有一个惊人的发现，这些患者服用酶之后，87%的人症状好转甚至消失。奥地利著名医生丹契博士在血栓患者中进行了相关实验，发现有98%的患者在补充酶之后，症状得到了明显改善。日本著名医学家森田义雄博士在2500名脑

中风者中间试验酶治疗，取得了明显的效果，其中
还有许多治愈的案例。

第三，排毒

有许多方式可以帮助人体排毒，比如断食、倒
仓、吃素、灌肠等等。不过，要让这些排毒方式发
挥最大作用，就需要充分的酶参与进来。

有一个女孩患有皮肤过敏的症状，吃了不少药
都没能根治。她来到红枫园健康教育基地，经过诊
断，我们认为，女孩皮肤过敏的根源在于阴阳不
调，体内毒素没有有效排除。我们了解了女孩的生
活习惯，原来，她作息不规律，常常吃垃圾食品或
者零食。可以肯定，女孩身体里的酶远远不足，解
毒排毒的能力不够强，就会产生皮肤过敏等种种毒
性反应。我们给女孩配伍了活力酶，并要求她多吃
新鲜蔬果，杜绝零食和垃圾食品，坚持了两个月，
女孩皮肤过敏的症状消失了。

前文我们已经提到了酶可以净化血液，排除血
液里的囤积物，不仅如此，身体各个器官的排毒工
作都需要酶的参与。尤其是当一个人在"排毒"的

时候，更需要补充酶，让酶助他一臂之力。"排毒"的征兆是什么呢？比如一些人出现红疹、鼻窦充血、便秘、腹泻、尿道炎等，有可能就是身体在排毒，此时，补充一些酶，可能对身体排毒有所帮助。

# "汤液"——让女人越来越"酶"丽

酶是排毒、养颜、美容及肌肤美白的最佳天然食品。

——国际美容研究学会

## （一）肝脏解毒，夯实美丽基础

女性爱美，常常被如何保持美丽所困扰。从中医角度来看，由内及外的保养是最好的。在《跟朱丹溪学自我调养》中，我们讲述了一个白领的医案。这位白领女孩脸上长了难看的雀斑，吃了很多药，找了许多医生，都没能根治。最后，一位名医从阴阳平衡、气血充盈的角度入手，由内及外，彻底治好了雀斑。其实，这个阴阳平衡调理的过程，从某种意义上说，也是一个解毒排除毒素，重新恢复阴阳平衡、气血充盈的过程。这一过程中，酶起到了关键作用。

为了说明这个问题，我们不得不提到上篇所讲过的将军之官——肝。因为从中医上看，男人与"心"关系最密切，而与女人关系最密切的脏器是"肝"，女性要漂亮，就需要身体干净无毒，才能让美丽由内及外散发出去。要达成这一切，除了其他脏器的健康，还要看肝脏的解毒排毒功能。

肝脏的解毒机制分为两个阶段。

第一个阶段是分泌酶进行自救。当体内或者体外的毒素送到肝脏时，肝脏所做的第一个工作便是分泌酶。利用酶将毒素氧化，还原成"水溶性中间物质"，为第二阶段解毒打下基础。在这个阶段，如果由于熬夜、抽烟、过度饮酒等问题，可能抑制肝脏分泌酶。或者一个人身体长期消耗，没有足够摄入酶，导致身体的酶缺乏，都会导致肝脏对毒素的第一阶段分解效果大打折扣。于是，经过第一阶段的物质依旧有很大的毒性，甚至毒性更强，这些物质就这样被推向了第二阶段。

第二阶段解毒机制，主要是肝脏通过寻找营养外援来实现，目标是把有毒性的"水溶性中间物质"转变成为无毒性的"水溶性终端物质"。因为毒性不同，所以转变的方式又分好几种，比如氨基酸凝结作用、硫酸化作用、硫氧化作用、甲基化作用等等。同样，要让这样的转变顺利发生，需要补充足够的营养素来帮助解毒，在这些营养素中，酶依旧是最重要的。

总之，更好地帮助肝脏解毒，就要设法补充足够的酶。当然，就像前面文章讲过的注意作息规律、饮食节制等，也是必须要注意的。另外，在这里介绍一个简单方便的酶排毒养颜的小窍门。

## 小窍门

1.早晚各喝300毫升排毒水

排毒水的制作方法：在30克小麦草原汁中，加入螺旋藻4克，柠檬1个，红糖蜜一大匙，朝鲜蓟汁15毫升，加水至300毫升，早晚各喝一次即可。

2.简单的养肝饮食

食物尽量不要混合吃，这样能帮助血液保持洁净，减少肝脏的解毒负担。

第一天：三餐只吃各式各样的蔬菜。

第二天：增加米饭的摄取。

第三天：增加水果的摄取。

第四天：增加鱼类的摄取。

第五天：增加芽菜、豆类的摄取。

第六天：增加益生菌的摄取（包括乳酸菌、ABS菌、纳豆菌等）。

——王明勇《体内环保最重要》

## （二）汤液，让女人越来越"酶"丽

对于女人养颜来说，有一句话说得很有道理：汤液一生，美丽一生。

慈禧太后是近代史上一个著名的政治人物。她听说乾隆年间，有一个御医给朝廷敬献了一种既能调理气血，又能养颜的汤液。于是，她想尽了办法将这种汤液弄到手，长期坚持服用之后，果然身体轻盈，皮肤白皙，精神也爽朗起来。慈溪太后所得到的汤液并不神秘，就是几种新鲜蔬果制成的蔬果汁。

台湾著名美女主持侯佩岑谈到自己的养颜经时说："因为我的爷爷是一个中医，所以，我从小就注意用喝汤来保养身体。养颜，先养内心，如果身体内在调理好了，外在自然就美丽了。"

从中医养生的角度看，汤液、粥、流食有助于保养肠胃，有利于肠胃的消化吸收。

对于养生养颜来说，最好的"汤液"可能就是新鲜的蔬果汁了，因为它含有丰富的酶。酶是人体进行所有生命活动时所必须的营养素，是保持健康、抵抗衰老最关键的因素。酶的来源主要有两种，一种是身体所潜藏的酶，潜藏酶又主要分为消化食物的"消化酶"，以及主管能量转化、细胞修复的"代谢酶"，另一种是从饮食中摄取酶。

汤液一生，美丽一生。养颜，先养内心，如果身体内在调理好了，外在自然就美丽了。

身体潜藏的酶数量是固定的，每时每刻都在不停地消耗着。假设一个人暴饮暴食，他将消耗大量的消化酶来消化食物，相应地用来代谢的酶的数量就会减少。同时，人的年龄越大，体内潜藏的酶越来越少，代谢功能会逐渐衰退，于是，身体平衡被打破，疾病产生。

从饮食中摄取酶，补充身体潜藏酶的损耗，是一条途径。不过，许多朋友习惯大鱼大肉，或者食用高温煮熟的食物。高温烹饪过后，酶失去了活性。因此，不管是养生还是养颜，都需要生食。新鲜蔬果汁将蔬菜和水果中的营养几乎全部保存了下来，因此，它是日常补充酶最好的方法，也是女性养颜值得运用的好法子。

去年暑假，红枫园健康教育基地接待了一位叫小红的女孩。她很沮丧，因为尽管她很努力，可是，机会总是被公司其他人抓住了。职场前辈告诉小红，要在销售行业变得更有竞争力，签更多的单子，"形象"问题是很重要的。这句话点醒了小红，她这时候才意识到，虽然自己有着苗条的身材，修长的腿，可是满脸的痘痘，皮肤也不像其他女孩那么光洁。她也购买了相当多的化妆品，养颜润肤的营养品，效果都不明显。

她看了许多书，意识到自己身体可能缺乏酶，于是，她来到了红枫园健康教育基地。我告诉小红，我们并不是要"治病"，而是要改变人不良的生活习惯和方式，如果"补充酶"能成为你的生活习惯，许多所谓的亚健康以及"容颜问题"将不再那么可怕。小红决心改变，三个月之后，她脸上的痘痘几乎全部消失了，人也变得更加神清气爽。半年之后，再见小红，她充满了活力、美丽和健康，销售业绩也有了大幅度的提升。

"汤液一生，美丽一生"，或许在不同的时期，人们有不同的诠释，不过，对于一个人的健康和美丽来说，补充汤液，尤其是富含酶的"汤液"，始终是有非常多的好处的。

# 你我都能享用的养生"秘方"——"汤液、必齐、醪醴"

> 服之须臾，啜热稀粥一升余，以助药力。
>
> ——张仲景《伤寒论》

## （一）寻常"汤液"，不寻常的作用

从某种意义上说，今天的粥，就是几千年前汤液延续下来的产物。在前一小节，我们谈到了女人养颜，曾说道：汤液一生，美丽一生。美丽的女人都懂得用粥来养颜。对于我们来说，要健康，更要学会利用几千年流传下来的养生方法。食粥，就是一种简单易行，却很有效的养生方法。粥，特别容易消化，润滑肠道，更利于调剂口味，使营养物质最大限度地被身体吸收利用。

看电视连续剧《红楼梦》，会发现电视剧中，贾府隔不了多久，就会有一道粥呈上来。碧梗粥、红稻米粥、江米粥等等，可见，曹雪芹深知食粥对身体的好处。

食粥在中国已经有几千年的历史，直到今天，人们依然有早上吃稀饭（粥）的习惯。《周书》记载："黄帝始烹谷为粥。"先秦时代，粥已经不仅仅是用来食用，更用来治疗疾病了。《金匮要略》里记载了用粥来发汗的方子。唐代诗人白居易每一天都坚持一次食粥，这让他始终保持着愉悦的精神，后来，他还写了一首名叫《粥美尝新米》的诗。

宋代大诗人陆游，有一次胃疼，躺在床上不能动弹，找了许多医生来诊治，都没有奏效，最后找到了名医张文潜。张文潜认为，陆游的胃运化能力很弱，即使开药，不改变生活习惯的话，依然很难治好他的病。因为吃下去的"山珍海味"很难消化，顾护肠胃的营养物质不能被吸收，自然也就起不到应有的效果。张文潜于是给陆游一个"粥疗"之法——将食物磨碎，煮至黏稠，让它在肠胃中顺畅流动，仅仅用了七天左右，陆游的胃疼毛病就好了。陆游尝到了食粥的好处，从此坚持了下去，最后，一直活到了86岁。

大文学家苏东坡有一回到朋友吴子野家做客，这天晚上，苏东坡肚子饿了，叫吴子野给点东西吃。吴子野懂得一些养生知识，了解到苏东坡的胃不太好，于是给他建议说："先生既然饿了，而且你的胃不太好，我给你熬一些白粥吃，一方面，这些粥可以将肠胃中的垃圾往下推，达到推陈致新的效果，另一方面，白粥健脾胃。"苏东坡接受了朋友的建议，于是吃了一碗白粥，十分味美。喝完粥之后，睡了一觉，十分清爽，用苏东坡的话说是"妙不可言"。

从《黄帝内经》之《汤液醪醴必齐论》中可以知道，最早的汤液醪醴必齐都是从稻谷来的。随着人们的认识不断提高，古老的汤液不断演进，种类也越来越多，比如，明朝的药学大师李时珍就钟情于用药粥来养生。

李时珍年轻的时候参加科举考试，14岁考中秀才，之后9年3次落榜，或许正是这样的遭遇，让他特别善于从平常的食材中发现药用之美，并将这些食材制作成药粥，用来养生，比如糯米粥、大米粥、粟米粥、红薯粥等等。这些今天看上去很普通的粥在李时珍看来都有着特殊的养生功效，比如大米、小米，在李时珍看来有利小便、厚肠胃的功效；糯米、粟米益气、健脾胃。鉴于粥的巨大功用，李时珍提出了一个很重要的观点："世间第一补人之物，乃粥也。"李时珍还提出了夏天最佳饮食——"食粥一大碗"：将莲子、绿豆、荷叶、扁豆等一起加入大米中煮粥，搁凉后食用，可以起到健胃、消暑的功效。

清代乾隆年间著名养生专家曹慈山对粥食研究十分深，可以说，他对粥的研究正好呼应了《汤液醪醴论》。在他的名著《老老恒言》中，专门有一章《粥谱说》，在这篇文章里，曹慈山认为一份最好的粥，要经过四步才能完成：

第一，择米。

煮粥用的米以香稻为最好，晚稻较软，也可以食用，不过，早稻品质就差一些，就如《汤液醪醴论》中论述的那样，曹慈山认为，稻米具有很高的营养价值。在远古时期，它是汤液醪醴的主要原料，随着时代发展，各种粥方产生，但是，这些粥方中要是有米做原料，药性猛烈的药物可以缓和它的药力，药性平和的药物可以使它药效加倍。

第二，择水。

"水类不一，取煮失宜，能使粥味俱变。"曹慈山认为，水的种类不一样，煮粥的水没有选择好，就会使粥的味道完全改变。初春时节碰到了下雨天，这样的雨水是由春阳之气生发的，对人体最为有益。梅雨，夏天秋天的潦水都不能煮粥；腊月雪水煮粥有解毒之功效，能够治疗一般的传染病；流动的水四时都可以使用；早晨井里第一桶水是井华水，是化生水的真气，用它来煮粥，味道会更加香美；用水缸储存水，把朱砂块沉到水底，这样的水也能够解毒。

第三，火候。

《汤液醪醴论》中，对制作汤液醪醴的燃料都有讲究，要用稻杆。在以后的养生中，人们逐渐认识到，食粥养生过程中，煮粥的火候是很重要的。曹慈山说："煮粥以成糜为度，火候未到，气味不足，火候太过，气味遂减。"使用柴火方面，他继承了《抱朴子》的观点，认为要以桑柴煎煮。煮粥的时候，先煮水，用勺子扬水数十次，这样做的目的是让水性动荡，使人体更容易消化吸收。

第四，食候。

食粥也是很有讲究的，粥应该空腹食用，而且不宜过饱。尽量不要在喝过粥之后吃别的食物，尽量喝热粥，喝热粥有可能会微微出汗，但是这样有利于通利血脉。另外，粥食不要太咸，只要能让嘴唇感到一点咸味，不至于过淡就可以了。

汤液的发展历史，也是养生方式不断丰富的

历史。今天，汤液的表现形式更加多元，比如糊、汤、羹、粥等等。我们选取了具有代表性的粥来介绍，目的就是让读者了解无论是汤液还是今天的粥，对促进身体消化吸收，对健康都是很有帮助的。

有一个在北京上班的女孩，肠胃很不好，早上刷牙的时候，常常会反酸水，如果吃东西稍微过硬、过冷、过辣，她的胃马上就不舒服。这些年来，她吃过不少胃药，但是，始终没有根治。后来，她来到红枫园教育基地，我对她说，如果不能通过改变日常生活习惯，保养好胃，仅靠药物，是很难还你一个健康的胃的。我的方法很简单，就是多吃粥，吃流食，拒绝生冷饮食，慢慢地让胃保养好，同时，吸收更多的营养物质，增加体质，增强胃的消化吸收能力。

经过一段时间的保养，女孩的胃渐渐不再疼痛了，身体感觉也越来越好。另外，我们再给她配伍了新鲜的蔬果汁，用最自然的方式，让身体接受丰富的营养物质。现在，女孩的身体变得更好了，工作生活各方面都跟以前完全不一样。

## （二）现代"必齐"——蔬果汁：带给全家人的精力汤

《汤液醪醴论》中，有过对必齐的论述，但是，过去很长一段时间，对什么是必齐存有很多争论。现在较多人认可的是，必齐是一种经过配伍的汤液。或许，对于我们养生的人来说，最重要的是如何从先人的智慧中找到对我们养生有用的东西。在我看来，今天，我们也可以拥有"必齐"，那就是经过配伍的新鲜蔬果汁。

日本免疫学权威安保彻博士是新鲜蔬果汁的坚定拥护者，他从五十四岁开始，每天早上喝一杯新鲜的蔬果汁，仅仅过了一个星期，他发现效果惊人。"不仅肠道变得活跃，血液循环也改善了。以前出现的粉刺也不见了，脸色变得更好看了。"坚持三年后，安保彻博士发现以前常有的感冒不见了，血压也稳定了，身心变得轻松畅快，甚至连个性都比以前温和了。

现在，许多母亲几乎每一天都会要求孩子多吃一些水果、蔬菜，这是一种世代相传的智慧，也可以说是最重要的饮食法则。在一些发达的国家和地区，蔬果饮食几乎成了"全民运动"。1991年，美国兴起了"天天五蔬果"运动，5年后，美国的癌症发病率和癌症都开始下降了。

2004年，台湾地区推出了"蔬果五七九"运动，即鼓励6岁以下的儿童每天吃五份蔬果，学童和女性吃7份，青少年和成年男性每一天则需要摄入7份，并且要求是不同颜色的蔬果，一份相当于100克。

蔬果中最大的营养成分，是被称为"21世纪维生素"的植物生化素（含活力酶），具有抗氧化，清除人体有害的自由基、死细胞，预防癌症和慢性疾病的功效。但是，这么好的营养物质，我们很容易将它浪费，比如高温烹饪食物，彻底杀死了酶的活性。

另外，我们在吃水果的时候，常常将皮和籽都去掉，殊不知，这两个东西是营养精华含有量最丰富的。比如，我们习惯将苹果去皮再吃，其实，苹果含有300多种植物生化素（富含活力酶），大多都存在果皮和籽里。在苹果和梨子的果核里，含有一种苦杏素，少量食用，具有杀死癌细胞的作用；一根小小的胡萝卜，竟然含有490多种植物生化素，绝大多数也在薄薄的皮里。

要怎样将这么多对身体防病御病很有帮助的营养素"一网打尽"呢？最好的方案是将新鲜蔬果连皮带籽，搭配含酶的蔬果制作成蔬果汁，这样不仅保存了全部的营养成分，而且更加有利于身体的吸收、利用。生机饮食大师安·威格摩博士认为，将食物捣碎，是最能保存营养，又最容易消化吸收的方法。他说："用蔬果汁是最好的滋养方法，因为它等于预先消化，帮你先咀嚼到非常细致，所以很容易消化吸收，既解决了营养吸收问题，又可以增强自愈力，加快康复的速度。"所以，安博士将蔬果汁比喻为人的精力汤。

在红枫园课堂上，我们采摘自己耕种的有机蔬果，给学员们营养均衡的精力汤——蔬果汁。这么做，除了给学员们演示新鲜蔬果含有的丰富的营养之外，更深层的意义是要让学员们养成食用新鲜蔬果汁、全方位吸收植物生长素的习惯。短短的几天只能是示范，健康需要的是意志，需要坚持。

有些朋友一想到蔬果汁，而不是大鱼大肉，可能会问，营养够吗？可以确定地说，新鲜蔬果汁的营养已经得到了国际社会的高度认同。

有一次，我到一个城市去做健康讲座，我提到，单一植物性食物抗癌效果，预防慢性病效果远远不够理想，真正要起到效果的必须是诸多营养丰富的食材共同作用的结果，世界上许多顶尖的抗癌专家都是这么做的。后来，我们还谈到了蔬果汁的作用，刚好，我看到桌子上有几颗坚果、菠萝、苹果、梨、甜菜根、苜蓿芽。我对听众说："许多人因为习惯了吃高温烹饪的食物，对蔬果汁还不习惯，实际上，大多数朋友对冒险，尝试新的方式是有些抗拒的。但是，今天，就用这几样食材，我就能让你们爱上蔬果汁。"过程很简单，我将这几样食材洗净，放在一起搅打，不大一会儿，鲜艳的蔬果汁就出现了，现场的人就惊呆了，他们争着要喝，那样美丽的五彩颜色一下子勾起了他们的食欲。

一位知名的营养学家说："每天喝一杯营养均衡的蔬果汁，就等于为自己进行综合了抗氧化剂、维生素、矿物质、酶、膳食纤维的鸡尾酒疗法，是最天然、最有效、最省钱的营养补充法。"

鲜榨、现捣的蔬果汁，让你真正品位到"真"的食物。之所以一定要是蔬果，要植物汁液，还有一个很重要的原因，那就是补充人体的膳食纤维。膳食纤维只存在于植食性食物中，它几乎不能被人体吸收，但它的作用却异常强大：它是人体大扫除最重要的工具，可以清理血脂、宿便，将堆积在体内的垃圾、毒素、废弃物清除干净。因此，膳食纤维又被称为"体内环保大师"，称为预防癌症有力的武器。

从古老的必齐到今天的新鲜蔬果汁，人们的认识不断在提高，对食物，对养生的理解在不断深化。但有一点，值得永远铭记：让蔬果的营养最大限度保存下来，被我们消化吸收，对健康将大有裨益！而经过配伍的新鲜蔬果汁能做到这一点，需要注意的是，制作蔬果汁的机器以研磨压榨密封性好的为佳。

## （三）"醪醴"的沿革：发酵食物疗法

在《汤液醪醴论》中，醪醴作为一种发酵食物，给后世养生、医学提供了许多思考。上千年来，祖国医学对发酵食品的研究不断深入，人们对好的发酵食品于健康的重要作用有了更深入的认识和了解。

许多中国人的早餐是从包子、馒头开始的，包子、馒头就属于典型的发酵食品，这样的生活习惯其实蕴含着很深的养生智慧。因为早餐对人一整天的生活、工作都至关重要，而早上肠胃刚刚"苏醒"，运化能力相对较弱，因此，摄入适量的发酵食品，可以帮助肠胃更好地消化吸收，帮助身体摄入更多的营养，有助于人的注意力集中，更好地完成工作，对健康也有很大的帮助。

　　许多日本人的早餐就是一碗纳豆配饭，纳豆经过蒸煮发酵后，蛋白质分解，营养更容易被吸收。所以在日本，纳豆配饭作为早餐，被认为是一种很有效的食疗方式。

　　在前面，我们提到了醪醴（包括一些药酒和醋）等都属于发酵产品，除此之外，发酵食品还有哪些呢？

　　我们熟悉的发酵食品主要分为两大类：

　　一是谷物发酵食品，包括米酒、甜面油、面包、馒头、包子、发面饼等等，这些发酵食品里含有丰富的苏氨酸，能有效防止记忆力减退，降低血压、血糖、胆固醇等。

　　二是豆类发酵食品，比如酱油、豆豉、腐乳等等。豆类经过发酵后，能参与维生素K的合成，能有效防止骨质疏松等症状。同时，发酵的大豆里面含有丰富的抗血栓成分，能在一定程度上防止动脉硬化，降低血压。

　　虽然，几千年前的古人不可能知道什么叫做微生物，但是，这并不妨碍他们利用发酵技术为健康服务。发酵食品为什么有如此大的功效？这是因为发酵过程就是巧妙利用微生物，使原有的营养成分发生好的改变。微生物就像一台十分聪明的加工机，它分泌酶裂解食物原有的细胞壁，让营养成分得到更好的利用，同时还能去除一些没有营养的物质。发酵的过程中，微生物能够保留原来食物中更多的活性成分，分解对人体不利的因子。更不可思议的是，微生物还能合成一些我们自身无法合成的维生素，比如维生素$B_{12}$。

常常摄入发酵食品不仅对养生重要，对养颜同样关键。一个人要有光洁的肌肤，苗条的身材，不能光靠外在的"面子工程"，最重要的是身体没有"毒素"，尤其是胃肠干净无毒。一个人脸上暗黄无光、长斑、皮肤干燥，有可能是因为胃肠堆积过多毒素引起的。因此，要爱美，就得胃肠干净无毒，时时给胃肠排毒是很必要的。给胃肠排毒有很多种方式，发酵食疗就是一种很简单却很有效的方式，之所以有效的原因主要有以下几个方面：

一、发酵食物中含有丰富的乳酸菌，可以帮助维持胃肠健康。

养颜的关键是抗衰老，而女人的衰老是从肠道开始的。要想不衰老，保持健康干净的肠道，成了关键点。在前面，我们谈到过酶和益生菌的关系，乳酸菌就属于典型的益生菌，益生菌的数量多，就能充分抑制坏菌的生长，促进肠胃中胃蛋白酶的分泌，使肠胃微生物分布正常化，更好地维持肠胃的健康环境。

二、发酵食物可以帮助燃烧脂肪。

要保持苗条身材，就要去除过多的脂肪。发酵食品中含有丰富的维生素$B_2$，它是脂肪和糖新陈代谢所必需的维生素。比如，在四川地区，女孩子们常常吃的泡菜中含有辣椒、姜蒜等，就具有帮助燃烧脂肪的作用；同时，发酵食物中还含有丰富的膳食纤维，可以让肠道轻松地排除毒素。

三、减轻肠胃分解食物的负担。

发酵食物除了丰富的膳食纤维外，微生物中的植酸酶因发酵而被激活，这样可以将植物中百分之八十到百分之九十的植酸分解，而乳酸菌同样会产生小分子的有机酸，帮助身体吸收铁锌等微量元素，帮助肠胃很好地分解食物，减轻肠胃的消化负担。

经过几千年的发展，发酵食物已经成为食物疗法中很重要的一个方面。关注养生，关注养颜，不能不关注发酵食物。红枫园健康教育基地正是着眼于更好地帮助人们关注健康，帮助肠胃排毒，增殖肠胃益生菌，促进肠胃功能全面恢复，促进身体新陈代谢。我们利用先进的工艺开发了适合现代人的发酵产品——醪醴。

去年，我接待了一个中年朋友，他的面色蜡黄，非常容易疲倦，啤酒肚，去医院检查，没有什么大的疾病。但是，他就是觉得自己身体和精神都不够利索，清爽。我了解了他的生活习惯，大概明白了问题所在。每天早上，他都在街边买一些油条或其他重油厚味的食物，这些食物不利于消化，我决定通过发酵食物疗法来帮助他调理，同时，还为他配伍了新鲜蔬果汁。经过一个月的调理，这位朋友身心开始变得清爽愉悦，面色红润，精力也有了很大的好转。

一位医学家说："在一切不利因素中，最使人健康受损的莫过于不良的情绪和恶劣的心。"《大藏经》认为："思无邪僻是一药，行宽心和是一药，心平气和是一药，心静意定是一药。"养生，首先要养心。如果不把心灵层面的东西捋顺，很多事情就看不明白、看不懂、看不透……当你不明白、看不懂、看不透的时候，纵然你非常努力，也只是手持"水龙头"面对"海啸"……

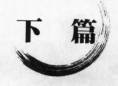

# 岐伯传承下来的修身秘法
## ——"心神合一"

　　一切顽固、沉重的忧郁和焦虑，足以给各种疾病大开方便之门。

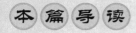

## 本篇导读

有一个女孩子得了一种怪病，无论是白天清醒还是晚上睡着的时候，她的双手始终举着放不下来。家人找了许多医生，从脉象及面色等多方面看，都没有问题，最后找到了名医邱汝城。

邱汝城一开始诊断也很纳闷，经过反复思考，她想到了精神、意志层面的问题，也就是中医所说的情志治病。这一天，她对女孩子的父母说："要治好孩子的病，你们得配合一下，把女孩的衣服脱了。"

父母很疑惑，但还是选择了相信邱汝城。女孩脱掉了外套，这时候邱汝城在外面喊："我进来了。"女孩一听，有外人进来，太羞愧了！于是大叫一声，一下子用手捂住了上身，从此，她的怪病好了。

养生，要告别亚健康，不仅仅是身体健康，更重要的是心理健康。在中医里，有一个观念叫"万病从心治"，上面这个医案就是典型的"心理情志"疗愈医案。在《跟朱丹溪学自我调养》中，我们分析了"七情"和"五脏"之间的关系，明白了在传统医学里，我们的情绪和健康存在着非常密切的关系。"情志致病"在《皇帝内经》里有过许多阐述，也是岐伯非常重要的养生观点。鉴于在《跟朱丹溪学自我调养》里已经有完整的表达，在本书里，我们从另外一些方面来学习情绪精神对养生的重要意义。

这一篇，我们将从岐伯的养生智慧里寻找修身秘法，让我们身心灵都能健康……

# 药补不如食补，食补不如神补

精神不进，志意不治，故病不可愈。今精坏神
去，荣卫不可复收。何者？嗜欲无穷，而忧患不
止，精气弛坏，荣泣卫除，故神去之而病不愈也。

——《黄帝内经》

## （一）养心养神保健康

文前《黄帝内经》这段话选自《汤液必齐
醪醴论》中，它的意思是一个人如果精
神不精进，意志不坚定，病是不可能治愈的；不节
制欲望，让忧患主宰身体和精神，不懂得养神，精
气神都将失去，病就不会痊愈了。这一段话说明岐

伯在《汤液必齐醪醴》中想要表达"养神"对健康
是多么重要。

　　养心养神并不是唯心主义，岐伯对如何养神作
出了清晰的解释，那就是"恬淡虚无，真气从之，
精神内守，病安从来"。即是说我们必须学会掌控
自己的身体和欲望，让身心平和、和谐，如此，疾
病就很难侵袭我们了。

　　大千世界，诱惑很多，容易扰动我们的心神，
让人们很难做到"精神内守"，于是，人们有了
"分别心"，有了无穷无尽的欲望，在追逐欲望的
过程中，许多人失去了自己。就跟十年前的我一
样，为了所谓的成功，最后付出了健康的代价。为
了让更多人了解保持平和淡泊的心态对健康的重要
性，我在红枫园课程上给学员们讲了一个故事：

　　有一个老人在池塘里种下了一片莲花，莲花盛
开的时候十分美丽，周围邻居前来观赏，都称赞不
已；第二天，突然狂风暴雨，将一池的荷花荷叶全
部摧毁，一片狼藉。邻居们见状纷纷来劝老人，说
这是天公不作美，没有体会到您种植荷花的辛苦。

老人听了，宽心一笑，说道："莲花盛开凋零，本就是自然，就像人生一样，我为什么要悲伤呢？再说，我种植莲花是为了体验种植的乐趣，目的已经达到，我有什么不开心呢？"众人听了，纷纷陷入了沉思。

要养心养神，要做到"真气从之，精神内守"，关键还在于一个"和"字。清代戏剧理论家李渔曾在《闲情偶记》中说："心和则百体皆和。"对于今天的人来说，要做到"和"，心境平和，身体和谐，就要能适当地放下"执着心"。民国时期大善人王凤仪曾指出："人往往被'执着'二字，牵着鼻子奔波一生，到头来不仅仅是一场空，且带来许多烦恼和痛苦，甚至是惨痛的悲剧。如执着在爱情上，在恋爱的过程中，其幸福感好像无以复加了，然而一旦失恋了，其痛苦也是无以复加的，甚至由此而走上了绝路，这便是执着在爱情上引起的严重后果。执着的劲头越大，其痛苦越大，执着什么，最后必受什么苦，因为你所执着的地方，正是最能牵动你心的地方。所以，从这个意义上说'世界是个万迷阵'。"

北魏时期有一个大将叫罗结，一生征战无数，战功赫赫，120岁还耳聪目明，能跟皇帝讨论用兵布阵。

人往往被"执着"二字，牵着鼻子奔波一生，到头来不仅仅是一场空，且带来许多烦恼和痛苦。

有一天，皇帝找到罗结，跟他讨论人事问题，说起一个地方官已经80岁了，罗结回答道："陛下，你说的这个地方官是我的二儿子。"

皇帝说到另一个70岁的地方官时，罗结接过话来，说道："陛下，那是老夫的三儿子。"

皇帝十分吃惊，没想到一个征战的将军能活120岁，真是奇迹，于是皇帝跟罗结谈起了养生。罗结对皇帝说："陛下，我并不懂养生，我只知道，人要心平气和，顺其自然，于事不要过于执着。"

不要太执着，并不是说年轻人面对未来，不努力去争取，去拼搏，而是如老子所说，不要"妄为"，要顺乎"道"，也就是规律。每一个工作，每一项事业都有自己的规律，想要在一个领域取得成功，就要按照本领域的规律办事。做老板的按照管理做事，当员工的按照优秀员工标准努力，对结果保持平和的心态，这样有利于健康，也有利于取得更大的"成功"。按照俞敏洪的说法："是的，我很笨，不如别人聪明，但我心态好，我努力让自己健康长寿，等我把他们都"送"走了，我就是第一名，是冠军了。"这句话虽然简单质朴，却蕴含着很深的"养生"道理。

## （二）观念转个弯，生命无限宽

我在红枫园健康教育课程上说："一个人生命应该有的状态是身体健康无病苦，心理健康无烦恼，灵体健康无反复。"

无论是从传统医学，还是从西方现代医学来看，精神、观念、情绪、经历在某种程度上主宰着健康，中医说心病还需心药医，讲的就是这个道理。世界卫生组织曾经做过一个统计，认为世界上80%的疾病都是由精神、情绪因素导致的。

美国德克萨斯州有两个青年，同时被诊断患上了胃癌。甲青年大概只有三个月的寿命了，乙青年也只有一年多寿命。

悲剧降临在两个年轻人身上，他们的命运将发生什么变化呢？

甲青年接受了这个现实，他转变了观念，就像他在平时所做的那样，勇于尝试新的事物，不用"分别心"看待世界的一切。他接受了崭新的心理疗法，接纳恐惧，将所有的焦点集中在健康而不是癌症上。他和朋友驾着车从德州出发，要环游美国。

癌症的消息吓坏了乙青年，他的生活彻底乱掉，仿佛是世界末日。了解乙青年的人都知道他是一个非常"传统"的人，

> 身体健康无病苦，心理健康无烦恼，灵体健康无反复。

头脑中被各种思维框框"框"住了。"天啦，这样做不对，停止！""癌症就是死刑！我死定了！"从医院出来的那一刻，乙青年的精神已经崩溃了。

不可思议的事情出现了，乙青年没有等到一年多，仅仅过了六个月就离开了人世；而甲青年不仅度过了半年，最终还战胜了癌症，过着属于他的幸福生活。

这两个青年的案例，让我想起了好几位亲戚患了癌症之后的表现，我在《生命乐章》和《跟朱丹溪学自我调养》中都有提及。这些亲人的离去，我相信很大程度上是"癌症就是死刑"的观念牢牢地困住了他们，甚至可以说不是癌症夺走了他们的生命，而是观念让他们失去了自己。

所以我说：观念转个弯，生命无限宽。

就像我在《穿越生命难题》中所写到的："很多人说不相信、不知道、不可能，是因为他们没有看到自己在成长，也不知道自己在做什么，更不清楚自身的疾病和痛苦到底由谁来负责。他们的头脑不是活在过去就是活在未来，即使读再多的书，学习再多的课程，也无济于事，因为他们已经无法从自己的思维中解脱出来。他们在痛苦和纠结中不能自拔，始终都活在由自己创造的痛苦当中。"

　　"观念转个弯，生命无限宽。如果你的观念不转变，任何人对你讲如何获得美丽、财富、健康，都是无用的……你始终不肯放弃大脑里的想法，谁都无能为力。健康更是这样，它需要人们打开心灵，抛弃旧有的、固执的思维方式，勇敢迎接新的观念。要知道，我们原本就拥有健康，只是我们慢慢迷失了，而我们现在所做的，就是从迷失中觉醒，让健康回归！"

# "癌症是你不爱自己的结果"

癌症不是病，它是身体的一种生存机制。

——安德烈·莫瑞兹

## （一）恐惧与疾病

清代著名医学家魏之在行医过程中，发现绝大多数病人并不是被疾病，而是被恐惧击倒的。要谈癌症，恐怕首先得谈"恐惧"，因为世界上有相当一部分人不是被癌症打败，而是被恐惧打败的。

在红枫园课程上，我们见到了许多学员活在恐惧中，他们担心自己不健康，担心自己没有能力拥有健康。其实，并不是他们真的不健康，恰恰是这种恐惧就是最大的病源。

在《生命乐章》和《跟朱丹溪学自我调养》中，我们阐述了如何接纳恐惧，然后告别恐惧，收获身心喜乐。在前一节，我们回顾了我的几个亲戚被恐惧左右之后，得到的让人悲伤的结局。

我们要获得真正的健康，就必须一次又一次地面对恐惧。在我的上一本书——《穿越生命难题》里，我讲过一个故事：一只兔子正在吃草，突然一匹狼出现在它面前，这只兔子飞快地逃走了……这个故事阐述的道理是动物之所以能够活在当下，是因为它们活在自己的感觉里，而人在大多数时候都是活在头脑中的。就像一个身患癌症的人，每天都在担心病情的恶化，头脑始终活在因癌症死亡的事件之中，那么这个人已经死亡，无论多么成功的手术和最好的药物都未必有效；相反，这个人接受癌症，接受癌症带来的恐惧，明白这一切不过是头脑创造的一个假象时，康复就会比较容易。

美国人在治疗癌症过程中，发现了一个规律，当他们一个一个治疗时，病人的康复并不理想，后来他们发明了小组治疗方法。癌症病人每个星期都来聚会一次，几个人在一起聊天、打气，这么做的效果非常明显，死亡率大大降低，癌症康复率大大提高。为什么会有这么好的效果？关键是大家在一起互相打气，最大限度降低了负面情绪的干扰，给了彼此积极的暗示，而心理暗示是恐惧产生或者消失的重要原因。

从上面的案例中发现，疾病是有方向盘的，它就在我们心中，我们完全可以紧握方向盘让它转向康复的方向。现实生活中，产生恐惧

> 绝大多数人不是被疾病，而是被恐惧击倒的。

的源头很多，比如贪婪、自私、欲望等都能带来恐惧。所以有人说，要告别恐惧，首先得做一个光明磊落的人，心中无块垒，健康才无障碍。

古代有一个吝啬的财主，用箱子当枕头，箱子里面装满了地契、银票、财宝，他一刻不离地守护着这个箱子。可是，一个晚上，财主家的房子着火

了，情急之下，财主抱着"箱子"就往外跑，跑出去之后，财主还跟好几个朋友分享他的重建计划，并且说钱不是问题，因为自己从火堆里抢救出了银票、金钱等东西。没想到一个朋友对财主说，你抱着的不是箱子，而是一个夜壶，财主定睛一看，自己抱着的真是一个夜壶。顿时，他大惊失色，头一仰，身一倒，一命呜呼。

有一个中医名家给一些官员治过病，他说："健康需要六根清净，不贪、不奢，有一些贪官，为什么最后几乎都得了癌症或其他重病，那是因为他们心中恐惧。天网恢恢，疏而不漏，这些人或许不愁吃穿，但是，他们都会担心随时被揭发，每一天都在恐惧中度过，长此以往，必定会损害健康。"

因此，就像"药王"孙思邈说的"多念则志散，多欲则智昏"，想要在人生路上不被恐惧所困扰，除了面对恐惧，接纳恐惧，还要做到光明正大地生活。

## （二）"癌症是你不爱自己的结果"

印度著名医学家莫瑞兹写过一本书叫《癌症不

是病》，其中有许多观点引起了世界医学界很大的回响，比如"癌症是你不爱自己的结果""癌症不是病，它是身体的一种生存机制，将癌症当成一种疾病来治疗，而不消除它的原因，只会带来更多副作用"。

莫瑞兹先生提醒人们预防癌症，从"癌症受害者"变成"健康创造者"。

只要对身体有所了解的人就知道，癌细胞是与生俱来的，我们身上每一天都会产生好几千个癌细胞，它是生命无法切割的一部分。癌症是体质变寒产生的信号，它提醒我们体内代谢变差了，生活习惯应该改变了。

然而，由于种种原因，人们将癌症当成了一个可怕的恶魔，谈癌色变，导致许多人的大脑有一个根深蒂固的观念：癌症就是一条不归路。这样的观念带来了精神上的溃败，许多人还没有被癌症打败，已经被自己打败了，被我们前一节所讲的恐惧打败了。

我们希望朋友们永远不要面临癌症的考验，永远不要！那么，要做到这一点，就要学会养生，学会"爱自己"。爱自己不是一句空洞的口号，而是实实在在的行动，从生活习惯、作息规律、饮食调节、情绪管理方面着手，如果能够做好这些，预防癌症就不再是一个梦想。

究竟要怎么做才能最大限度地预防癌症呢？这是一个很重要也很大的课题，我将在以后的书里专门阐述。在这里，我想谈一谈家庭和谐对预防癌症的关键影响。

我们作一个假设，五脏六腑、血液都干干净净，癌症发生的几率就不高；相反，有毒的废弃物在消化道、结缔组织、血液、淋巴管中堆积，给癌细胞提供了"午餐"，所以他们不断生长壮大。不当的饮食习惯都能产生废弃物，堵塞这些组织。除了饮食，压力、恐惧、压抑等负面情绪也会严重影响消化系统功能的发挥，促成癌细胞的生长，而家庭刚好是情绪产生最重要的场所之一。

权威专家经过统计，有了一个惊人的发现，那就是70%的疾病来自于家庭，50%的癌症来自于家庭！"小架天天有，大架三六九"，一些不和谐的家庭成了癌症的重灾区。据《健康报》报道，有一个统计表明，离婚、丧偶人士、家庭不和谐人士的平均寿命要比夫妻健在、夫妻恩爱的人寿命短很多。这说明了情志愉悦对健康长寿的影响力，因此，一些医学家说："孤独比贫穷更可怕。""负面情绪比疾病更可怕。"

要怎样和睦家庭关系，预防癌症，保证身体健康呢？卫生部首席健康教育专家万承奎教授说，关键要解决四个问题，并做到"八互"。

处理好家庭四个问题：

第一：尊老爱幼

第二：教育好子女

第三：处理好婆媳关系

第四：夫妻要恩爱，这是核心

家庭和谐要做到"八互"：互敬、互爱、互信、互帮、互慰、互勉、互让、互谅

如果一个人真正爱自己，就会努力地、智慧地处理好家庭关系，让家庭变成一个爱的场所，而不是情绪毒素生产的基地。真正做到这些，愉悦地生活，对预防癌症将发挥相当大的作用。

# 生活方式定健康

"法于阴阳，和于术数，食饮有节，起居有常。"

——《黄帝内经》

## （一）岐伯：不要"以妄为常"

《**黄**帝内经》告诉我们，一定要控制自己的情绪，按照自然规律生活、作息，不要"以妄为常"。就像文前这段话，它揭示了健康的生活方式对身心所起到的重要作用。也就是说要按照阴阳运行规律做事，按照工作所要求的工作，饮食有节制，起居合乎自然。

很多人得病的时候，想到的几个关键原因是遗传、环境、传染等外在因素，恰恰忽略了自己的生活方式才是疾病产生的最大的因素。世界卫生组织（WHO）经过严谨的调查研究，得出了一个结论："人的健康长寿15%取决于遗传，10%取决于社会条件，8%取决于医疗条件，7%取决于自然环境，而60%取决于其生活方式。"

对于我们普通人来说，那些习以为常的生活方式可能是存在问题的？

抽烟就是一个不好的生活习惯。有专家经过计算，认为吸一次烟，寿命减少11分钟，是否科学当然存疑，不过吸烟有害健康，基本上已经是世界性的共识，抽烟容易引发气管炎、肺气肿、肺心病等等。许多朋友大清早一起床，便坐在床边抽上烟了，清晨抽烟对身体危害尤其大，不仅对自己，对家人也是很大的危害。

红枫园有一个白领学员，身体很重，他说自己精神不好，一动脑筋或者做其他事情就感觉到十分疲倦。经过了解，我们发现他的生活习惯不太健康。每一天早上，他起得晚，又担心上班迟到，早餐便在街边解决——随便吃几个包子或者一两个煎饼，时间紧的话，就干脆不吃，等到下班后，这是他最"享受"的时候。楼下有一大片街边小吃、烧烤，都是他喜欢的，他在那里喝着啤酒，疯狂地享受着美食，直到很晚，才醉醺醺地回到宿舍睡觉。第二天早晨起床后，一打嗝，嘴里全是菜和酒混合的难闻的味道。

这位学员的饮食方式是不合理的，有一句话说得好："用肚子吃求温饱，用嘴巴吃讲享受，用脑子吃保健康。"饮食是人能量的来源，怎么吃是很有讲究的，这在《跟朱丹溪学自我调养》中已经反复提及。永远要记住："皇帝的早餐，大臣的中餐，叫花子的晚餐。"可惜的是，因为种种原因，今天的上班族们在饮食上刚好搞反了。

当然，还有其他许多的生活方式需要注意，比如许多人爱用耳机听歌，时间长了，不仅形成听觉疲劳，甚至会造成心理障

> 用肚子吃求温饱，用嘴巴吃讲享受，用脑子吃保健康。

碍；肾开窍于耳，极听不仅影响耳朵，还会连带地影响肾脏。

一些朋友看电视的时候，喜欢开着日光灯，这种习惯会导致人的视力不断下降。特别是老年人，长时间开着日光灯看电视，会感到看东西模糊不清，甚至会头晕脑胀。

一些朋友因为工作很紧张需要加班，困了就在沙发上躺一会儿，甚至在沙发上睡觉，这样容易引发颈椎病，伤害脊柱。同时，沙发上螨虫污染严重，人躺下时口鼻与细菌近距离接触，很容易引发过敏性皮肤病或者传染病。

容易诱发疾病的不良生活方式很多很多，需要我们在生活中多加注意，懂得不要"以妄为常"，不跟随自己的主观愿望随波逐流，而是"饮食有节，起居有常，法于阴阳，和于术数"。

## （二）生活方式决定健康

瑞典科学院一份权威研究报告指出："人的寿命只有四分之一是由遗传基因决定的，绝大多数人的寿命取决于他的生活方式，比如心态是否乐观，饮食营养是否均衡，作息是否有规律等等。"

那么，朋友们，我们问一问自己平时的饮食营养是否均衡，作息是否有规律呢？这两部分作为养生的重中之重，我们已经谈了许多，这里，我想聊一聊"心态乐观"。人活的就是一种方式和状态，心态乐观和心态悲观都是一种生活方式。

清朝名医龙启瑞发现"心态乐观"不仅对养生极为重要，甚至可以把它当成一味药来治病。

有一个人拉肚子，三个月不见好，这个人十分紧张，索性躺在床上不起来。他的意志越来越消沉，疾病自然也越来越严重。家人找到龙启瑞，龙启瑞诊断后对病人说："我当医生这么多年，口碑不错吧？"

"那是，那是，你是一代名医，我们当然相信你。"

"既然你相信我，那么我告诉你，你这病啥事都没有，我甚至药都不用开，你起床来，该干啥干啥去。不过，最重要的是心态要乐观点，放宽心。"

病人还是将信将疑，龙启瑞又给他讲了一个病例，说有一个人，许多医生去诊治，都说他快死了。我去诊治后，只有一个要求，那就是严格按我说的做，放宽心，去游山玩水，结果，他照做了，现在还活得很好。

病人终于相信了，说："好吧，我照你说的做。"

三天后，这个人拉肚子的毛病就好了。

邓小平作为党和国家领导人，工作十分繁忙，尤其是领导改革开放，需要极大的勇气和精力。改革开放前，他的政治生涯三落三起，其中面对的压力、挫折和挑战，不是常人能够想象的。但是，即使年迈，他都依然保持着旺盛的精力，拥有健康的体魄。其中的奥秘是什么呢？

80岁那年，德国总理科尔来华访问时，当面问邓小平："你看起来没有变化，还是那么健康，你的长寿秘诀是什么？"

邓小平回答道："没有秘诀，我一向乐观。"

俞敏洪说："人生不是百米冲刺，而是一次漫长的马拉松。"在这场马拉松比赛中，最关键的不是赢过别人，而是赢过自己。要赢，就需要健康；要健康，就需要乐观的心态。乐观心态不仅能够养生、治病，还能拯救我们的精神。

一艘前往英国的船遭遇了暴风雨，正巧，哲学家霍布斯也在船上。船摇晃得非常厉害，天空黑下来，海面风大浪急，一派末日景象。船上几乎所有的人都惊慌失措，有好几十个人因为过度惊慌，被抛入了海里。

唯有霍布斯例外，他始终微笑着看待这一切，没有一丝惶恐，好像风暴跟他没有关系一样。

谢天谢地，风暴终于停了。

下船后，人们纷纷问霍布斯："在风暴中，为什么你一点都不害怕？"

霍布斯依旧带着招牌似的微笑，说："我有两个女儿，玛利亚和娜塔莎，玛利亚在天堂，娜塔莎在英国。如果我死了，就去天堂看看玛利亚；我活着，就去英国看娜塔莎，所以，我害怕什么呢？"

始终保持乐观的心态，对养生很重要，它能直接作用于情志，进而让气血运行更加通畅，气血通畅，身体自然会更加健康。乐观对生活来说也很关键，他能让我们更坚强地面对困难，勇往直前。不过，要做到绝大多数时间都乐观，我们还需要什么呢？

有十只乌龟进行登高比赛，要爬上一个山顶，其余的乌龟当拉拉队员。

比赛开始不久，乌龟们就听到路边有许多议论，"这么高的山，谁能爬上去？""是啊，还不得累死？""这要爬多久才可能上山顶啊？"

于是，第一只乌龟放弃了，不大一会儿，第二只乌龟也放弃了。

来到山腰，周围的议论、嘲笑、讽刺之声越来越多，于是放弃的乌龟越来越多。不过，始终有一只乌龟，从没有懈怠过，它始终朝着山顶不断地前进。最后，在大家的欢呼声中，这一只乌龟登上了山顶，它成为唯一一只登顶的乌龟。

有人采访这只乌龟，却发现采访根本无法进行下去，因为这只乌龟是聋子。

这个故事告诉了我们一个生活和养生的真理：永远保持乐观。当别人告诉你，你不可能实现"登顶"的梦想，你要学会做一个"聋子"；当别人告诉你，得了某些疾病就是等死，你同样要学会做个"聋子"，永远向着前方，乐观地出发。

一位哲学家说过："生性乐观的人，懂得在逆境中寻找光明；生性悲观的人，却用叹息把光明给吹熄了。所以，请记得用乐观的生活方式，给生命带来健康喜乐。"

于是，在我们的健康训练中有一个特殊而经典的环节，就是"眉口眼笑，嘴角上翘"。许多人因为这个改变了人生志侈，收获了健康和家庭幸福，收获了阂融的人际关系。

# 身心健康，先问自己睡得好吗

阴气盛，则梦涉大水而恐惧；阳气盛，则梦大火而燔焫。甚饥则梦取，甚饱则梦予。肝气盛则梦怒。

——《黄帝内经》

## （一）梦的发生

南皋居士年轻的时候，做过一个梦。他梦见自己到洞庭湖游览的时候，出现了一个红衣人，此人自愿为南皋居士导览洞庭美景。

不大一会儿，南皋居士便跟着红衣人来到了湖中间一个小岛上。那里出现了一座金碧辉煌的宫殿，像是一座富丽堂皇的王宫。少顷，一个国王模样的男子走了出来，坐在了王宫正殿上，形象庄严，正殿两边排列着仪仗。国王问南皋居士会作诗吗？南皋居士即兴地赋诗两首歌咏洞庭湖。就在这时候，有大臣靠近国王身边，说是有要紧的军事需要商量。南皋居士只得请辞，当他走出宫殿，无边的洞庭湖里升起了一轮红日，红日在半空中不停地滚动，水中冒出一个怪物，全身金光灿灿，样子十分凶猛。怪物腾出水面，就和太阳搏斗起来，气势惊人，南皋居士大吃一惊，从梦中惊醒。

孙坚的夫人吴氏，在怀孙策的时候，一天夜里，她梦见月亮进了肚子。几年之后，吴氏怀上了孙权，一天夜里，她梦见太阳进了肚子。前前后后，月亮太阳都"进"了肚子，吴氏问孙坚：这到底是为什么？孙坚思索片刻，回答道："太阳和月亮分别代表阴阳之气，是极其显贵的象征，这说明我们的子孙一定会荣华富贵了吧。"

梦的发生有着很复杂的原因，历代许多医学家都试图解释梦境，岐伯就是相当杰出的一位。《黄

帝内经》中对梦的分析占有相当大的篇幅，如果从
《黄帝内经》所阐发的医学道理分析，南皋先生之
所以做这样的梦，原因在于他的"气"太盛了。

从现代医学角度分析，人在睡眠时，大脑皮质
神经细胞绝大多数都处于被抑制的状态。但是，神
经细胞并不是完全被抑制，而是分不同区域，有深
有浅，有大有小，于是，当周围环境和身体内部的
刺激传向大脑，大脑就会产生各种各样奇怪的反
应，这便形成了梦。由此可见，梦是人在睡眠状态
下一种特殊的意识活动。

祖国医学对梦的认识非常早，《黄帝内经》最
早提出梦可能是由生理因素引起的。就像本节前面
这段话，它的意思是，阴气太盛则可能梦见恐惧地
在大江大河中跋涉；阳气过盛，则可能会梦见大
火；如果太过饥饿，可能会梦见取东西；吃得太
饱，可能会梦见给予别人；肝气过盛，则容易梦见
生气发怒。《黄帝内经》认为，梦的发生与以下几
种原因有密切的关系。

第一，体内阴阳之气不平衡。一个人少做梦，

甚至不做梦，有一个前提条件，那就是体内的阴阳之气处于平衡状态，好睡眠即是平衡状态的表现；相反，当阴阳之气的平衡状态被打破，就会不断做梦，甚至做噩梦。《黄帝内经》从阴阳脏气的盛衰，来说明一些梦的形成。《黄帝内经·灵枢·淫邪发梦篇》就写道："肺气虚则使人梦见白物，得其时则梦见兵战；肾气虚则使人梦见舟船溺水，得其时则梦伏水中，若有畏恐；肝气虚则梦见菌香生草，得其时则梦伏树下不敢起；心气虚则梦救火阳物，得其时则梦燔焫；脾气虚则梦饮食不足，得其时则梦筑垣盖屋。此皆五脏气虚，阳气有余，阴气不足。"这无疑证明了某些梦境的产生与身体阴阳的变化，及脏气盛衰有着直接的关系。

第二，内脏的感觉致梦。有些梦是由"内脏所感"造成的，比如口渴的人梦见喝水，饥饿的人总是梦见食物，都证明身体的内部感觉是能够致梦的。

思虑、情感、性格等几方面是致梦的最重要因素。

第三，疾病致梦。《黄帝内经》认为，生理疾病是很容易致梦的，现代医学也证明了这一点。

第四，心理因素导致做梦。究竟有哪些心理因素能导致一个人做梦呢？主要有感知、记忆、思虑、情感、性格等几个方面。其中，思虑、情感、性格这几方面是致梦的最重要因素。我国古代思想家都认为一个道理：日有所思，夜有所梦。

东汉王符就认为："人有所思，即梦其到；有忧，即梦其事。"

同样是东汉思想家王廷相也认为："梦，思也，缘也，感心之迹也。"他们认为不仅仅思虑可以引起做梦，感知、记忆也能引起做梦。有时候，梦境其实是白天思维的延续，"在未寐之前为思，既寐之后为梦。"

性格也对梦境有很大影响，比如有"骄吝之心"的人，在梦中一般会争强好胜；而对财富十分执着的人，做梦的时候一般也会追名逐利。不同性格的人梦境的内容是不同的。

另外，我们要知道神不安则做梦的道理。当邪气侵入身体后，流窜于肺部，随着魂魄一起飞扬，导致精神不安，神不安，就可能会做梦。

我们了解了梦境产生的原因，接下来我们最关心的就是梦境和健康有什么样的关系。

## （二）梦与健康

古希腊人相信，当人做梦时，一定是双眼内视，能够看见灵魂，看见许多事情的真相，包括健康真相。医神神克勒比俄斯曾经利用梦境给人治病，"西方医学之父"希波克拉底告诉人们，有时候疾病通过梦境告诉人们，比如梦见河流，可能是人的泌尿系统出现了问题。

现代医学也证明了，除了心理因素，反复出现的噩梦可能预示着一个人的身体潜藏着某种疾病，这些身体疾病和精神疾病潜藏在身体中，状况并不明显，人很不容易察觉。我们多次谈到身体本身有防病御病的本能，当疾病发生的时候，身体一定会发出预警或者有所反应。白天人因为非常忙碌，头脑处于高度兴奋的状态，难以察觉身体的病变，于是，身体只有通过梦境来提示我们。

《搜神记》里记载了淮南国书佐刘雅的故事，刘雅有一天晚上梦见一只青色的蜥蜴掉进了肚子，第二天，他找医生检查，果然腹部有病。

《黄帝内经·灵枢·淫邪发梦》说："厥气客于心，则梦见丘山烟火；客于肺，则梦飞扬，见金铁之奇物；客于肝，则梦山林树木；客于脾，则梦见丘陵大泽，坏屋风雨；客于肾，则梦临渊，没居水中；客于膀胱，则梦游行；客于胃，则梦饮食；客于大肠，则梦田野；客于小肠，则梦聚邑冲衢；客于胆，则梦斗讼自刳；客于阴器，则梦接内；客于项，则梦斩首；客于胫，则梦行走而不能前，及居深地窌苑中；客于股肱，则梦礼节拜起；客于胞膻，则梦溲便。"

《黄帝内经》这段话的意思是："邪气侵入心，会梦见山丘起火冒烟；侵于肺，会梦见金石等奇形怪状的东西腾飞而起；侵入肝，会梦见山林树木；侵脾的，会梦见沼泽大湖；侵入肾的，梦见自己站在深渊边上或者水中；侵入膀胱的，则梦见飘荡流行；侵入胃，则会梦见吃东西；侵入大肠，则会梦见田野；侵入小肠，则会梦见许多人站在广场或者要塞；侵入胆的，则会梦见同人争斗、诉讼或者自杀；侵入生殖器的，则梦见性交；侵入颈部，则梦见杀头；侵入小腿的，则梦见渴望行走而不能前进，或者被困于地下深深的窖中；侵入大腿的，则梦见行礼跪拜；侵入直肠和尿道的，则梦见大便和小便；"

当然，《黄帝内经》所说的并不能作为诊断之用，毕竟，梦的产生有着非常复杂的原因。但是，有一点人们是有共识的，那就是好的睡眠是身体、心灵健康的重要表征之一。换言之，当你长期被梦，尤其是给你带来恐惧的梦所困扰，那就值得注意了。就如前面所说，这可能是身体发出了信号，要我们多关注它，或者要注意调养，改变身体健康状况。岐伯告诉我们主要从以下几个方面入手：

宁心安神。梦一定是脏腑、气血、阴阳等发生了变化，反馈到潜意识即"心神"中形成的。不管做了什么样的梦，好梦还是噩梦，都反应了一点：

神不安。因此，要有好睡眠、深睡眠，通过调理心神，让自己心宁神安是首要的。

扶正祛邪。《黄帝内经》认为，做梦的过程，实际上是正气与邪气相互较量的过程。因此，平时要注意扶正气，祛邪气。

协调阴阳。阴阳平衡是养生之本，一个人之所以不断产生梦境，根源在于体内阴阳有序运行的机制被打破，反应在梦的结果上。所以，通过调理身心，让阴阳恢复平稳有序运行，是非常重要的。

调理脏腑。无论从阴阳调和方面，还是从气血"圆周运动"的角度看，脏腑之间都有着密切的关系。它们的相互协调、有效运作关系到身体健康的程度，同时，脏腑与精神情志活动也有着密切的关系。通过饮食、作息、精神等诸多方面调理脏腑，对提升睡眠质量，身心灵健康都很有帮助。

# 心态平衡，健康才有可能

怒伤肝，喜伤心，悲伤肺，忧思伤脾，惊恐伤肾，百病皆生于气。

——《黄帝内经》

## （一）心态平衡是最好的养生

钟南山院士认为，在所有"健康基石"中，心态平衡是最重要的。"在所有对健康不利的因素中，最使人不能健康的是不良的情绪和恶劣的心境，这些情绪包括了忧虑、害怕、贪求、怯懦、愤怒等等。"

心态平衡，从中医七情的角度来看，就是"中

"庸"，不要"过度"。在《跟朱丹溪学自我调养》中，有一节叫《喜是一味良药》，但过喜则伤心；悲伤哭泣能在某种程度上排除体内毒素，不过，过于悲伤对身体就是不好的。心态平衡需要"不以物喜，不以己悲"，每一天以平和的心态面对生活。

为什么心态平衡对养生如此重要？

我们可以从一个叫"化癌细胞"的物质说起，"化癌细胞"能化解癌细胞。身体每一天产生的几千个癌细胞，就要靠它们去化解。但是，

> 保持心态平衡，关键是做到"三个正确"：正确对待自己，正确对待他人，正确看待社会。

这种细胞十分容易受情绪影响，如果负面情绪过多，它化解癌细胞的能力就会下降20%以上，换言之，人患癌症的几率就会相应地提高。

因此，心态平衡，不被负面情绪牵着鼻子走，对养生非常重要。那么如何才能保持心态平衡呢？关键是做到"三个正确"：正确对待自己，正确对

待他人，正确看待社会。

有一天，佛祖给了弟子四颗苹果，弟子接过苹果，马上就吃了一颗，佛祖问："你还有几颗苹果呢？"

弟子回答道："我还有四颗。"

佛祖问为什么，弟子回答："我有三颗苹果在手中，有一颗在肚子里。"

第二天，弟子弄丢了一颗苹果。佛祖又一次问他："你还有几颗苹果？"弟子回答说："我还有四颗苹果。"佛祖又一次笑着问为什么。

弟子回答说："两颗苹果在我手中，一颗在肚子里，另一颗在路上。"佛祖很欣慰地对弟子说："你得道了，因为你真正地理解了得和失。"

国医大师路志正先生在一次演讲中说，许多人因为没有当上科长耿耿于怀，没有拿到年终奖而闷闷不乐，孩子没有上名校而郁郁不安，这样的事例在现实生活中太多了。人们不能正确地看待自己，让心态平衡，健康怎么能不出问题呢？

要做到正确看待自己、他人、社会，保持心态平衡，孔子已经给了我们方法。他在谈到心理养生时说："益者三乐，损者三乐。乐节礼乐，乐道人之善，乐多贤友，益矣。乐骄乐，乐佚乐，乐宴乐，损矣。"这段话的意思是有益的快乐有三种，把礼乐的节制当成快乐，赞美别人的长处当成快乐，把结交贤良的朋友当作快乐。相反，骄纵放肆、游手好闲、宴饮纵欲，把这些当作乐趣，对身体就很有害了。

　　千百年来，许多人将孔子的话作为立身处世，保养健康的至理名言。他的"三乐"论，用今天的话来说，就是要做到"自得其乐，知足常乐，助人为乐"。这样就能正确地面对自己、他人、社会，就能保持心态平衡，也就有助于身体健康了。

　　古代有一个皇帝，患了重病。一个名医说，皇帝的病是"心态失衡"不快乐引起的，只有找到一个真正快乐的人，将他的衣服脱下来给皇帝穿上，才能治好皇帝的病。

　　于是，大臣们和王子们开始寻找快乐的人。他们走遍全国，发现要找到真正快乐的人比登天还难，有钱的人不健康，所以不快乐；健康的人没有钱，更不快乐；既有钱，又健康的人，人际关系又不好，同样不快乐。

这一天，夕阳西下，疲惫的大臣和王子们来到了一个农庄，突然，他们听到农庄里的农人在说话："感谢老天，我干完了农活，吃饱了饭，现在可以美美地睡一觉，我真是太满足了。"

"终于找到我们要找的人了，父皇有救了。"王子冲进了农舍里，让他们吃惊的是，农民没有穿上衣，因为他根本没有钱买上衣。

这个农民懂得知足，所以他能睡得香。如果我们不仅能知足常乐，还能助人为乐，那么就更容易保持心理平衡了。

## （二）从现在开始，转变你的心态

我在课堂上给学员们放过一部电影，名字叫《万能遥控器》，电影中的主人公如愿以偿地得到了他想要的生活，却发现这样的生活也不过如此，这并不是他真正想要的生活。这部电影延伸出一个命题：应该以怎样的心态面对不完美的人生。

汉宣帝刘病已有一晚梦见山塌了，花凋零了，水枯竭了，他让皇后帮他解梦。皇后紧张地说："陛下，这是不好征兆啊，山塌了，说明江山不保；花凋谢，说明好景不长了；水枯了，说明老百姓离心离德了。"

汉宣帝惊出一身冷汗，从此一病不起。

这天，大臣丙吉要参见宣帝，宣帝将梦告诉了丙吉，丙吉听完哈哈大笑起来，对宣帝说："恭喜陛下，太好了，山倒下，说明天下太平；水枯则真龙显，说明皇上是真龙天子；花谢则见果实，今年将大丰收啊。"

宣帝一听，浑身轻松，不久，他的病就好了。

成功学家拿破仑·希尔说："人与人之间只存在很小的差异，这种很小的差异却可以导致极大的差异。小的差异是指人的心态是积极还是消极的差别，大的差异则是成功和失败的差异。"

在《生命乐章》这本书里，我们讲过"一个国王"的故事，用来说明接纳过去，用积极、感恩的心态面对不完美的生命，所有的事物将变得焕然一新。

美国前总统克林顿曾讲过他有一次坐出租车的经历。当时，克林顿正计划竞选总统，有一天，他要赶去图书馆，搭上了一个出租车。

小的差异指人的心态是积极还是消极的差别，大的差异则是成功和失败的差异。

出租车门一打开，克林顿就看到了司机热情的微笑，坐进车后，他闻到了一股清香的气味，这可是以前坐出租车从没有过的。他正在纳闷，司机微笑着问道："先生，喝点什么？茶、咖啡，还是果汁？"

克林顿更吃惊了，"记得出租车没有这项服务吧？"

"先生，如果你想了解我们这个地方，我可以跟你聊天；如果你想休息或者看风景，我会安静地开车。"出租车已经拐上了高速路。走高速路，也是司机为克林顿特别的建议，这样可以为克林顿节约半个小时。

完全不一样的搭车经历，完全不一样的出租司机，克林顿决定了解这位可爱的司机，和他攀谈了起来。

司机说："过去，我充满了抱怨，抱怨工作、生活、政府、一切，直到有一天，我在广播里听到了一个观念：你以什么样的心态面对世界，世界就给你相同的结果。从那一天起，我觉醒了，我决定改变，让心里充满阳光，以笑脸面对世界，面对人生。我发现，世界真的不一样了，人们也对我微笑，生活并没有那么糟。现在经济不景气，我的车却从来没有空过，人们出行，总会想尽办法预约我的车。"

克林顿下车后，对司机说："先生，我也会预约你的车！"

这些年，我常常去养老院看望老人，给他们物质上的支援。在别人看来，我是行善，是帮助这些老人，其实，我真的认为这些老人给了我更大的帮助。他们大都八九十岁了，吃着最简单的食物，却如此健康。他们的笑声深深感染了我，让我读懂了什么叫真正的"身心同修"。

从现在开始，转变我们的心态，就像我们在《生命乐章》里所说到的，要牢记："幸福就是一种习惯，要在每一天的每一刻感谢生活给予我们的福气。而当我们用感恩和感谢的心态来面对人生的时候，我们发自内心的这份爱才会产生奇迹。"

# 动静结合，调理心神

## （一）生活小技巧，心理健康少不了

谈到心理健康，人们往往从精神、意志力层面分析。实际上，我们掌握一些生活小技巧，也能让我们情绪得到某种程度的舒解，助力心理健康。

在《跟朱丹溪学自我调养》一书中，我们介绍了通过拍打"心包"来缓解郁闷情绪的方法。在看电影的时候，我们常常看到大猩猩生气的时候有一个标志性的动作，那就是拍打胸膛——也就是心包，那里有一个很重要的穴位——膻中穴。岐伯说："膻中者，心主之宫城也"，"为气之海"，"喜乐出焉"，这几句话的意思是，膻中，是心包经山的重要穴位，是心脏这个君主的使臣，它主管情绪，可以给人带来喜乐。如果这个穴位不通畅，人就会感觉很郁闷。经常拍打膻中穴，有助于穴位畅通。

除了拍打膻中穴，还有很多实用的方法帮助我们心理舒畅、健康。下面就给读者朋友们介绍几种。

1.学学佛家子弟，常双手合十

一些高僧大德即使见到一个最普通的人，他们也会双手合十，为他祝福。这些高僧大德往往都高寿，其实，就从双手合十这个细小的动作就能了解一些长寿的原因。当一个人双手合十的时候，在中医看来，属于收敛心神，双手合十的动作大多都停留在膻中，掌根正好对着膻中穴。我们这样做了，你会发现自己的眼睛会自然地闭上，这便是收敛心神，涵养精气神。在繁忙的工作之余，或者十分疲倦、用脑太多之后，我们双手合十，静坐十分钟，感觉会好很多。

## 2.手指弹桌

炎炎夏日，气温非常高，一些身体比较弱的朋友会出现晕厥，此时，有经验的医生会做一个动作来抢救他，那就是刺激十指指甲旁边的井穴。岐伯认为："病在脏者，取之井。"因此，通过刺激井穴，或许能够帮助抢救因高热晕厥的人。

手掌上布满经络，有名医说，如果懂得经络穴位，手就是一个"大药房"，十个指肚就是穴位，叫十宣，更可喜的是，十宣能够开窍醒神。对于我们来说，利用好指肚，就能在某种程度上缓解精神压力，是一个特别方便和可操作的小技巧。

小严在一家文化公司做文案工作，压力很大，再加上他比较内向，时间长了，他整日疲劳不堪，四肢无力，连以前感觉跳动有力的心脏都没有力气似的，吃饭走路都觉得使不上劲儿。他知道必须要好好地缓解一下郁结情绪，很复杂的方法，他很忙，估计不太现实。于是，他学了最简单的一个方法——手指弹桌。方法是：闭上眼睛，脑袋不要想任何事情，让十指放松，指肚有节奏地弹桌子，直到手指微微疼痛、微微发胀为止。因为十指连心，弹指实际上是在保养心脏。坚持了一段时间，小严发现自己仿佛重新找回了"心力"，精神状态比以前好多了。

3.神经衰弱，拉一拉耳垂

小李来到红枫园健康教育基地的时候，他给自己贴上了一个标签：神经衰弱。他说自己总担心用脑过度，不过，工作要求自己大量地用脑，自己工作一会儿就觉得很疲倦，每一天唉声叹气，认为自己很累很累，而且他的脾气越来越暴躁，一点小事就能激怒他；另外，一点小小的成绩又会让他高兴过度。

我感觉到小李身心并没有大的毛病，而是长期被"神经衰弱"这个心理暗示所影响。我决定先给他好好"讲病"，从思想上摘除"神经衰弱"的标签。另外，我教给他一个实用的小方法——拉耳垂，这个方法能够在一定程度上治疗所谓的"神经衰弱"，具体做法是：先将双手不断摩擦，让其发热发烫，再用双手掌揉搓对侧耳郭2~3分钟，接着用两手的拇指和食指揉压对侧耳垂2~3分钟，最后用力向下有节奏地反复牵拉耳垂30~50次，直到耳郭有热胀感。每一天用这样的方法锻炼3~5次，对"神经衰弱"将有好的疗效。

4.按压太阳穴

从中医角度来看，全身的经络非常多，一般的朋友要完全认识它们几乎是不可能的。不过，相信绝大多数朋友都了解太阳穴的位置。当我们感冒、发烧的时候，用手摸摸太阳穴周围，会明显地感觉到血管在跳动。原因在于，在太阳穴下边有静脉血管通过，所以按压这个穴位，能够刺激血液循环，尤其是脑部的血液循环，能够缓解神经性疲劳等症状。

不过，按压太阳穴是有讲究的。正确的做法是两侧一起按，大拇指顶在穴位上，逐渐加力，直到局部有酸胀的感觉，这时候，力量就要逐渐地减轻，或者轻轻揉一揉，隔一会儿，再逐渐加力，如此反复。

生活小技巧还有很多，关键是我们用心去发现，去学习，面对不论是身体上还是精神上的问题，就一定能找到办法去解决。

## （二）有张有弛，调理心神

康熙皇帝在位六十一年，是中国历史上在位时间最长的皇帝，他驾崩的时候七十九岁，在古代已经算是高寿了。与历史上其他皇帝相比，康熙皇帝有一个显著的特点：倡导全民健身、养生。他的养生方法归结起来就是八个字：有张有弛，动静结合。

有张有弛、动静结合体现在康熙皇帝始终将骑射、劳动和文化娱乐结合起来。每一年，康熙皇帝都会安排皇族子弟跟着他去承德狩猎，还在北京南苑行围。农耕时节到了，康熙皇帝还要亲自下田种地，不论是在承德还是北京，都有他耕种的土地。他说过："劳动、狩猎这样的运动能够壮志，振奋人的精神。"除了"动"的方面，在"静"的方面，康熙皇帝醉心于琴棋书画，颇有造诣。动静结合，有张有弛，让康熙有着矫健的体魄，在去世前一个月，他还在农地里耕种，而且还有健康的心智和坚强的意志力，这也是他能开创"康乾盛世"的原因之一。

纵观长寿的古人，他们都能做到动静结合，劳逸结合，既事业有成，又有广泛的兴趣爱好；既能动若脱兔，又能静若处子，张弛之间，彰显着丰富的养生养心智慧。著名作家巴金也曾说过，工作时认真工作，玩耍时放心玩耍，这也是一种劳逸结合，动静结合的智慧。

相对于古人所处的时代，现代生活的节奏快而紧张，处在城市的钢筋水泥丛林里，远离了自然，人们的压力更加大了。这样的情形，人们更需要关注身体，关注健康，要用心，也要用方法来舒解压力，释放情绪。这里介绍几种养心方法。

第一，学会用"音乐疗法"缓解精神压力

音乐的确有疗愈人的精神的作用，许多人可能觉得听音乐是件很简单的事，其实，听音乐疗愈身心也是有很多讲究的。

著名乐团五月天有一首歌，叫《悲伤的人别听慢歌》，许多朋友认为在悲伤的时候应该听快乐的歌，这样可以让心情好转，然而，一些朋友在悲伤时刻听了快乐的音乐后，悲伤不仅没有改变，反而更加抑郁了。"音乐疗法"中有一个"知音现象"，这种"知音现象"代表的是一种接纳。悲伤的时候，接纳悲伤，而不是人为地排斥。所以，选择跟此刻心情相适应，相"吻合"的音乐，更有助于缓解情绪。另外，在进行音乐疗法的时候，有一些细节是需要注意的，空腹时候不要听进行曲，强烈的节奏会加重人的饥饿感；吃饭的时候，不要听打击乐，否则会使心跳加快，影响食欲和消化；生气的时候不要听太疯狂和刺激的摇滚乐，有可能让人精神疯狂和崩溃。

第二，游山玩水不只是旅游，更是养心

到杭州西湖旅游的朋友可能会注意到西湖有一块石碑，上面是乾隆皇帝题写的两个字：虫二。虫，是繁体字"风"去掉外边留下的；二，则是

"月"去掉外边留下来的，"虫二"代表的是"风月无边"。

从这幅字中可以看到乾隆皇帝的风雅，不只是在杭州西湖，大江南北，山山水水都有乾隆皇帝游览的足迹，都留下了他的墨宝。他三下江南，每一次都要耗时一百多天，虽然乾隆有体察民情民意的使命，不过游览名山大川，的确让他心旷神怡，精神愉悦，这是他养生养心重要的一部分。乾隆皇帝活到了89岁，创造了古代帝王最长寿的纪录，"游山玩水"功不可没。乾隆皇帝正是知道"游山玩水"，亲近自然对养心的无穷妙处。所以，他每一年都会抽出相当一部分时间到处走走，跟大自然亲密接触。

今天，大多数人都了解旅游的好处：活动筋骨，促进新陈代谢，锻炼体魄，使气血通畅，当然，更重要的是舒畅精神，陶冶情操，让身心灵更

> 人要是没有时间去冥想，则有足够的时间去生病。

健康。因此，即使太忙，一年中也应该抽出一些时间，去名山大川走一走。即使没有时间，只要我们真正懂得亲近大自然对身心灵的好处，就算身处大城市，也能找到可以游玩放松的去处。

第三，冥想，缓解压力的最佳方式

英国著名保健学家保罗·罗兰在《思生活》中说："人要是没有时间去冥想，则有充足的时间去生病。如果你不会冥想，犹如一个盲人看不见缤纷的大千世界。"

有人认为冥想是一种不靠谱的胡思乱想，这话有些片面。的确，冥想属于胡思乱想的范畴，但是，胡思乱想并不等于冥想，只有你所想的是令你非常愉悦的内容，才属于冥想；如果想着恐惧、担心，这就不是冥想。

在《生命乐章》里，我们已经知道要管理和运用情绪，关键是不要让头脑，尤其是左脑介入情绪，而是全身心地接纳、经验情绪。左脑掌管逻辑思维，计算得失等活动。冥想，就是要让左脑停下来，让那些思维停下来，闭上眼睛，让右脑的想象飞驰。

李明是一家文化公司的策划总监，在激烈的市场竞争中，要拿出上乘的作品，他的压力不可谓不大。可是，李明总是能够顺利地完成，有一些案例还在全国获了奖。介绍经验的时候，李明谈到了他纾解压力，获取灵感的法宝——冥想。他说："有时候，我也会感觉到十分疲倦，马上要到截止日期的案子还没有完成，甚至没有一点头绪。此时，我就会冥想，让掌管思维的左脑暂时停一停，让右脑自由发挥，很多意想不到的灵感就会涌现，给左脑的思考打下坚实的基础。"

抽象思维太多，大脑介入事情太多，会引起脑后多处穴位的封堵。穴位的封堵并不只是中医上的观点，用现代医学来看，穴位封堵是由于过度的逻辑思维导致身体分泌过多的乳酸。科学家们将这种乳酸称为"大脑垃圾"，因此，在冥想之前，有必要将封堵的穴位打开，轻轻按摩脑后的穴道，尤其是感觉有些酸的穴道更要打通，当这种酸胀的感觉减轻后再去冥想，效果就会好很多。

　　动静结合，张弛有度，是养心重要的原则。除了上面我们谈到的，还有琴棋书画、钓鱼、茶道等等，都是纾解精神压力，涵养心神的重要方法，有条件的朋友都可以选择性地尝试。

　　最后，想跟大家介绍的是静坐与禅修，真正地参禅司禅。在禅定中生活是养心的最高境界，推荐大家接触正法，可以阅读《六祖坊经》《金刚经》，慧律法师的开示群书，让自己开悟，自然放下、解脱、自在。

## 重建与自己的关系

我们的思想是意识植入的过程。

——印度上师

### （一）接纳自己

在一次红枫园健康课堂上，我讲到一个非常重要的问题：接纳自己，无条件接纳自己，因为只有这样，一个人的身心灵才能健康喜乐，社会才能平安幸福。如果不这样做，一个人的心灵深处都有另外一个自己跟他打架、争执，他怎么能幸福健康呢？

这时候，有一个女孩站了起来，问道："杨老师，我身上全是缺点，跟父母、朋友的关系都不好，我怎么能接纳自己呢？而且，接纳了现在的我，就意味着我降低了自己的要求，离成功越来越远了？"

　　这个女孩的问题带有普遍性，我给她讲了一个求道者和印度上师的故事，这个故事在《穿越生命难题》中讲过，在这里，我有必要再提及。

> 身体是你记忆的加工厂，记忆越多，思维越复杂，烦恼就越多。

求道者认为身上的衣服当然是自己的，而上师告诉他，衣服并不完全属于自己，它经历了几千道工序、运输、贩卖，才到了你的身上，对衣服而言，它只是穿在你的身上而已。而你的思想，就跟这件衣服一样，是由成千上万个因素造成的。

　　讲到这里，我问了女孩一个问题："在你小时候，当考了100分，你父母的反应是什么呢？是不是要求你别高兴得太早，还有可能失败？"

　　女孩疑惑地看着我，然后点点头，她没有想到我能知道这一点。其实，接纳自己，跟你成功或不成功没有多大关系。我们今天的思想行为都是过去的，甚至是别人的思维、记忆的植入。身体就像一台电脑，而记忆、思维则是电脑的软件，它植入什么，我们就有了什么。对于这个女孩来说，在小时候即使她考了100分，父母都没有百分百肯定她，或者老师、邻居也没有肯定她。于是，年幼时候的记忆和思维植入到了女孩的头脑里，替代父母影响着、管理着她的生活。

　　"身体是你记忆的加工厂，记忆越多，思维越复杂，烦恼就越多。"就像上面说到的这个女孩，其实，不是她跟自己的关系没有处理好，实际是和父母的关系出现了问题，在相当长时间里，父母将他们的意识观念植入到了孩子头脑中。如果在童年时候，父母不是这样的，当女孩考了100分，父母毫无保留地跟她分享喜悦，接受这个美好，接纳这一切；如果女孩考得不好，父母也不会责怪她，而是鼓励她："没有关系，孩子，只要你努力了，你永远都是我们最好的孩子，我们一起分析考试的失误，争取下一次不再犯同样的错误。"这样的话，孩子成长后就不会轻易放弃自己。

毫无疑问，我们渴望与父母建立的是后一种接纳关系，即不管我们做了什么，父母都不会放弃我们，这种关系投射到未来的生活中，那就是我们不会放弃自己。

在《穿越生命难题》一书中，有这样一段话："生命是程序安装的过程，解铃还须系铃人，被谁安装，就需要由谁来重组，找到为我们安装程序的同一类人，便很容易对软件进行重组。"就像文中这个女孩一样，如果为我们生命安装最多程序的是父母，那么我们要接纳自己，调整与自己的关系，恐怕得从疗愈与父母的关系入手。接受父母，而不是抗拒或者埋怨，学会孝顺父母。这样做了，你会发现不仅仅是跟父母的关系好了，你跟自己的关系也更好了，你会逐渐地从心底接纳自己，而这是接纳自己，重建与自己关系的开始。

## （二）建立自我支持的声音

我曾见到一个非常聪明的孩子，他能在很小的时候流利背诵《唐诗三百首》，父母对他有很高的期望。可是，这个孩子后来不仅没有取得所谓的成功，甚至最基本的生存都很困难。今天，这个孩子已经长大，嘴里常常说自己是一个失败者，不停地否定着自己。我想起了这些年来，他父母对他的教育方式：只要考试成绩不理想，父母便用很刻薄的话打击、挖苦他，当然，在父母眼中，这或许是一种刺激孩子努力的好方法，但客观效果如何，那就另当别论了。

"自我责难的话语通常是一种自动化的反应，随着挫折的来临自动跟随，无需努力就能轻易将我们击倒。"人们一般很难意识到，到了最后打倒自己的不是困难、磨难、挫折，而是我们对自己的怀疑、责难。就像这个聪明的小孩子，层层的负面情绪将他包裹，他的人生就这样被拖累了。

要重建与自己的关系，收获身心灵的喜乐富足，我们必须要建立自我支持的声音，让那个声音时时激励自己。

希恩夫人告诉我们："思想控制语言，而语言却能重塑思想。负面的思想会带来负面的结局，假设你不甘心接受这样的结局，你首先得学会用语言改变那些负面的思想。坚定的语言会在你的潜意识里打下深刻烙印，从而影响你内在的想象力，为它插上飞翔的翅膀。当你想象美好，并告诉自己美好已经到来时，真正的美好就会从天而降。善用平和的语言，学会宽恕他人，圆满和胜利将与你同在。"

在《生命乐章》一书中，我说人生是自我预言的实现。故事中的年轻人不停地重复着自己是失败者，他就真的"实现"了失败者的"预言"。江本胜博士的《水知道答案》一书中介绍了一个实验，当一个人对着水说着赞美的话时，水的结晶体非常漂亮；带着消极的情绪对着水说话时，水的结晶体形状怪异，很不美丽……这说明水都能感知美好语言的力量，能够倾听美好语言，做出美丽的"应答"。许多事实已经证明了语言有着强大的力量，所以，建立支持自己的声音，从说积极的语言开始。

有时候想一想，会不会觉得很悲哀？我们亲爱的身体，竟然要承受来自于我们自己的无情攻击，攻击的武器就是用恶劣情绪包裹的语言。请问，遭遇挫折的心理怎么能承受这样的攻击？长期下去，情绪低落，心情暗淡，失眠多梦等各种心理甚至身体疾病就将接踵而至。

也许，要改变身心语言的暗示，用积极的语言支持自己有一些难，但是，当我们要"攻击"、责难自己，或者用消极语言暗示的时候，记得要让自己冷静下来。我们换一个角度想想，如果此刻遭遇挫折的不是自己，而是朋友，朋友向你诉说苦楚，你会怎么办？相信你会耐心地安慰，会说："朋友，没有关系，一切都会好起来的，你是最棒的。"在我们的倾听、安慰和劝导下，朋友可能安静了下来，或许已经知道下一步应该怎么做了。请从心里把自己当成好朋友吧，你就不会苛责自己了，不容易用最负面的语言对待自己了。

人是社会性的动物，我们生活在关系中，要建立支持自己的声音，重建与自己的关系，除了语言暗示外，还要学会尊重自己。真正尊重自己的人才会尊重他人，并获得他人的尊重。

而现实中，许多朋友要么尊重别人的观点，否定自己，要么否定别人，肯定自己，这两种都不是真正的尊重。这两种态度隐含了一个前提：任何事情，都有一个正确答案！错与对壁垒分明。在《穿越生命难题》中，有一节讲到了"贤人争罪，愚人争对"的道理。贤人看效果，愚人争道理，比如，健康看的就是效果，而不是争论谁对谁错。其实，生活中绝大多数事情，不是非黑即白的，明白这个道理，就不会企图让世界围绕着自己转了。如果在潜意识里认识到，人们对事情的看法不同并不是对与错，只是所站角度不同而已，那么他就可能明白什么叫尊重自己，尊重他人，甚至能做到尊重自己，尊重他人。

今天，几乎每一个人都面临着许多生活压力，人际关系压力，我们可能都会面对各种挑战和挫折。在这种条件下，要重

外在的一切都是内在的显化，你的内在是痛苦、纠结的，所以，你不可能看见快乐和喜悦。

建与自己的关系，收获自信、健康、喜乐，还必须认识到周围人对我们的意义。

不知道朋友有没有经历过这样的时刻，我们发现好朋友对自己不够热情，我们心里在说："你怎么这样对待老朋友？"；发现爱人不够爱我们，我们心里埋怨道："你根本就不爱我"……

当你指责周围人的时候，记得冷静下来，将目光投向内心深处。请将上面这些话中的"你"换成"我"，"我怎么这样对待老朋友？""我根本就不爱我！"扪心自问，这是不是更接近事情真相？的确，了解真相总是痛苦的，但是我们要成长，要重建跟自己的关系，必须从一个"受害者"变成"自我拯救者"，要完成这个蜕变，就得面对事实真相！

从这些事例出发，我们明白一个真理：外在的一切都是内在的显化。在《穿越生命难题》中，有这样一段分析或许对我们有帮助："一个人生命中所遇到的所有事件与人际关系反映了他的内在情况。人类大脑部分的疾病很可能起源于身心失调，其余的人类问题也是如此。也就是说，我们之所以经验不到喜悦，与我们得到的礼物并无关系；同样的事物，发生在不同人身上，有的人会很幸福，而有些人则感觉到很苦恼，真正的问题在于我们的内在是否还可以去经验到喜悦。也就是说，外在一切就是你内在的显化，你的内在是痛苦、纠结的，所以，你不可能看见快乐和喜悦。"

我们每个人都是舞台上的主角，要重建跟自己的关系，需要我们重新审视跟自己、跟周围的关系，而这一个历程是一生的课题。

自然的，你如果学学催眠，练练自我催眠，你会有很大的改观；如果你能修禅，处不着相，内不执空，不执着，你自然会懂得"过去心不可得，现在心不可得，未来心不可得"，破除我执法执，冲破所知障，不执着于"我见"，关系自然就会全面改善。

# 懂生活的人才能长寿

常观天下之人，气之温和者寿，质之善良者寿，量之宽宏者寿。

——《中外卫生要旨》

## （一）少一些记忆思维，多一些幸福健康

泰戈尔说："世界上的事最好是一笑置之，不必用眼泪去冲洗。"今天许多朋友之所以不快乐，是因为昨天的故事还存在脑海中，对这样的记忆，我们最好将心调整到平静、纯净的状态，不要被过去的种种经历影响，而要真正享受当下的人生。真正懂得这一点，能做到这一

点，才有可能说是真正懂得了生活。

在红枫园健康教育基地里，我给学员们说过："昨天的记忆左右着今天的思维，今天的思维决定了明天的结果。""坚守过时的观念，对现实默然置之，把产生于童年时期的观念和反应，不恰当地转移到成年的世界，这是导致我们不快乐、不幸福、不健康的主要原因之一。"

有一个年轻人，在公司里很少和人打交道，即使他工作非常努力，也很有工作经验和能力，不过，职务升迁似乎永远跟他没有关系。他意识到

> 昨天的记忆左右着今天的思维，今天的思维决定了明天的结果。

自己在人际关系处理方面有很大的问题，于是他找到了心理医生。在心理医生的帮助下，他回忆起在小学四年级课堂上，成绩非常好的他竟然在毫无预警的情况下，狠狠地挨了新来的老师一巴掌。那一刻，他觉得全世界都在嘲笑自己，直到十几年后，当时的场景还历历在目。这种感觉如此刻骨铭心，

以至于他需要迈出跟别人交流的第一步时，内心充满了恐惧，老师的那一巴掌在空气中响亮地响起。这份记忆已经成了他前进的绊脚石，使他在面对未来时，充满了不确定、恐惧的感觉。

面对负面记忆对人生的副作用，几千年前，岐伯就在《黄帝内经》里提出了很重要的观念：志闲少欲。志，在古文里面有两个意思，一是指过去的记忆。比如，我们看到地方回忆录，浙江就叫《浙江地方志》，志在这里指的就是过去、历史；志的另一个意思是志向，"燕雀安知鸿鹄之志"中的志就是志向之意。综上，在岐伯看来，要达到心安而不惧的状态，就要做到不被过去所困扰，也不为未来所左右，不要让过去和未来将我们的心塞满，而是要活在当下。

有一位作家，去请教一个禅师，希望禅师给他讲一讲禅道。

禅师了解了这个作家的过往，他决定用绿茶招待作家。当杯子已经倒满后，禅师没有停下的意思，作家实在忍不住了，对禅师说："禅师，茶已经漫出来了，再倒，就是浪费啊。"

禅师说道："你就像这只杯子一样，里面装满了过去的记忆和你的想法，如果你不清除杯子里的记忆，我该如何为你讲禅呢？"

今天的我们来自过去，每一个人都有回忆，而且思维源于一个人的记忆，记忆会无时无刻地影响着我们，这时候我们必须做出决断，要清楚而坚定地告诉自己：过去不代表着未来，过去可能是"不幸"的，可是，今天和明天是快乐的。要真正懂得生活，我们必须活在当下，不要让过去的记忆阻止我们获取明天的幸福。因此，我说："少一些记忆思维，多一些幸福健康。"

## （二）懂生活的人能长寿

有一个愁眉不展的生意人对智慧老人说："商场上充满了尔虞我诈，常常厮杀得血流成河，我太疲倦了，应该怎么办？"

智慧老人只是简单地回答道："那就不要厮杀呗！"

　　生意人对智慧老人的回答无所适从，回到公司后，他的情绪变得更加糟糕了，跟别人的争吵不仅没有减少，反而更多了，由此，他结了不少的冤家。一年之后，筋疲力尽的他再也无力争吵了，又一次找到智慧老人。他对智慧老人说："这一年，我深深地感受到身上的担子真是太重了，我该怎么办呢？"

　　智慧老人一如往常，淡淡地说："那就把担子卸下来吧。"

　　生意人又一次带着失望离开了，他不仅失望，甚至有一些愤怒。在这样的情绪下工作，一年后，生意人不仅破产，而且家庭也破裂了，妻子带着儿子离开了他，他变得一无所有。他再一次找到智慧老人，说道："我今天一无所有了，心中满含悲伤，怎么办？"

　　智慧老人依旧没有多说什么，对生意人说道："那就不要悲伤呗！"

　　悲伤欲绝的生意人嚎啕大哭起来，一直哭了好几个星期，直到眼泪都哭干了，当他抬起头来，看见阳光正温暖地照射着大地。他问了智慧老人一个带有哲学思考的问题："先生，生活到底是什么呢？"

智慧老人回答道："一觉醒来，又是崭新的一天，你没有发现每一天的太阳都不一样吗？"

生意人的心静了下来，看到周遭的一切原是那么亲切，曾经忽略的景色原是那么美丽。渐渐地，他发现自己对生活的看法发生了微妙的改变，他发现自己慢慢地懂得生活的意义了。

"春有百花秋有月，夏有凉风冬有雪，若无闲事挂心头，便是人间好时节。"世间几乎没有绝对的好与坏，好坏都是辩证统一的。在人生的长河中，能全面地辩证地看待好与坏，才能成为一个懂生活的人。

卡耐基曾告诉我们："生命太短暂，不要再为小事烦恼。"学会从平淡中寻找生活乐趣，用哲学的态度面对生活挑战，才真正有利于身心健康。

有一个渔夫是打鱼的好手，可是，他却有一个习惯：好高骛远，爱立誓言。

一年春天，他听说螃蟹的价格很高，在出海前他立下誓言：此次出海，一定要捞最多的螃蟹回来。来到海中渔场，他对无数只墨鱼视而不见，一心放在螃蟹上，结果一只螃蟹也没有抓住。

上岸后，渔夫才了解到此时市面上价格最高的是墨鱼。渔夫十分懊悔，发誓下一次一定要打回许多墨鱼。

第二次出海，渔夫将所有的注意力都集中在墨鱼上，对成群结队的螃蟹视而不见。就这样，他又一次空手而回。到了岸上，他沮丧地发现市面上价格最高的是螃蟹。晚上，渔夫躺在床上，好好总结了这两次经验教训。他发誓，第三次出海，不管是螃蟹还是墨鱼，他都不会拒绝。他第三次出海，没想到这一次既没有遇上墨鱼，也没有碰到螃蟹，他只是遇到了少许海蜇。他又一次空手而回，不久，渔夫就在饥寒交迫中离开了人世。

我们需要设定明确的生活目标，不过，当现实与理想相差太远的时候，我们也要学会善待自己。人生，不是短跑，而是一场马拉松。有时候，看开点，才能真正得到内心的平衡和快乐，这种平衡和快乐对身体健康和心灵富足喜乐非常重要。

著名国学大师钱穆说："只有懂生活的人才能长寿。"生活是复杂的，也可以是简单的；生活是欢乐的，也可以是苦涩的；生活是健康喜乐的，也可以是愁云惨雾的。长寿需要人的选择，选择彰显的是一个人对生活的理解。真正懂生活的人才有可能将生活化繁为简，才可能流着泪微笑面对未来。从这个意义上说，钱穆先生道出了养生的真谛。

# 附：长寿潜能小测试

## 自测方法

回答下列14问的"是"与"否"，并做上标记。

## 自测内容

1.你戒烟了吗？

（A是　B否）

2.你是否从不，或者很少吃加工食品？

（A是　B否）

3.你是否很少吃精细的食物，比如精米、精糖、精盐等？

（A是　B否）

4.你是否每天都会抽出十分钟，在空气清新的地方做深呼吸？

（A是　B否）

5.你是否早晨都会空腹喝一杯小分子水，同时，每一天都喝定量的优质水？

（A是　B否）

6.你是否每天做两次伸展和放松运动？

（A是　B否）

7.你所摄入的食物中，是否有足够的天然维生素？

（A是　B否）

8.你是否每一天都摄入身体所必需的几种酶?

(A是 B否)

9.你是否以新鲜、未加工或者半加工的食品为主?

(A是 B否)

10. 你的血压是否保持在正常范围内?

(A是 B否)

11.你的实际体重和标准体重相差是否在10%以内?

(A是 B否)

12.你是否了解自己的身体,并根据自己的身体需要而养成了个人的最佳生活规律?

(A是 B否)

13.你每一天是否开怀大笑几次?

(A是 B否)

14.你是否有一个和谐美满的家庭和相知相爱的伴侣?

(A是 B否)

评析与判定:

如果你的回答全部是"是",那么,你的实际寿命可能比估计的寿命长得多;如果你回答有10个"是",那么,你会健康长寿;如果回答只有8个以下,请你注意保养,仍有健康长寿的可能。

——《图解黄帝内经》

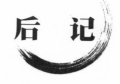

# 后　记

## 成为自己健康的主人

　　著名散文家、理论家方孝孺写过这样一个寓言：

　　一个冬天，方孝孺鼻塞不通，他便烧火取暖，不小心火烧着了衣服，皮肤被烫得通红。方孝孺指着鼻子大骂：衣服烧起来，你闻不到吗？要你这样的鼻子有什么用？

　　鼻子回答道：我受命为鼻，已经22年了，各种气味都能辨别。如今，是你对养生一无所知，不懂得防御疾病，应该取暖的时候，你却受寒，脱掉棉衣换上单衣，感受风寒，结果内郁外烧，堵塞了鼻孔，以至于衣服燃烧起来，我鼻子却没法感知。明明是你不懂养生种下的苦果，却算在我鼻子头上！如果你衣食有节，起居有常，顺阴就阳，无所处伤，我鼻子能够正常工作，难道还闻不出衣服燃烧起来的味道吗？

许多医学家说："人往往不是死于疾病，而是死于无知。"这种无知体现在对健康的认知上。相当多的人没有意识到医生只是一个辅助者，自己才是健康真正的主人。我们的思想，对健康的认识在某种程度上决定了我们的健康和寿命。所以，我们要学会养生，做自己健康的主人。

创作完《跟岐伯学养生》这本书，我又一次被先人们的智慧所折服。他们的思想穿越几千年，让21世纪的我们依旧能吸收到无穷的营养。在灿若星河的古代医家中，岐伯是最闪亮的一颗，他奠定了祖国医学的基础，留下了一座我们永远都开采不完的"智慧金矿"。

更让我感动的是，岐伯虽不是从小学医的"科班生"，但他有一颗火热的、善良的心，见到百姓在疾病中挣扎，他从此立下志向，一定要用精湛的医术拯救百姓。从此开始了学医、行医生涯，终成一代宗师。

其实，古代许多名医都曾是在青年，甚至中年后立志从医并成为医学大家的，比如我的上一本书的主人翁朱丹溪。坦诚地说，他们的人生经历，以及对"健康由我做主"的养生态度，给了我很多信心。我早年经商，透支了健康，看到一些亲戚不断地被疾病夺走生命，经历刻骨铭心的痛楚后，我找到了自己的人生使命。我从古今中外的医学大师那里寻找智慧，并将智慧传递给更多人，让他们成为自己健康的主人。经过十几年的努力，成千上万的朋友懂得了养生，告别了亚健康，真正成为了身体的主人。我想说，看着他们收获了身心灵的健康、喜乐、富足，是我人生中最快乐的事。

我说过，每个人的内在都拥有一种强大的能量，唤醒它，做健康的主人，开启自我调养的大门，让更多人活出喜乐、健康、美好的人生，是我一生不悔的追求。我将怀着最真诚的谦卑的心，服务更多朋友。

《跟岐伯学养生》这本书是我研究"华夏医学始祖"岐伯的一个小结，也像是一个见证。通过这本书，大家或许能明白，我们许多的养生方法、健康教育方式在几千年前，老祖宗已经运用了，而且很多东西就是老祖宗留下的经过了时间检验的宝贵遗产。

当然，一本书很难将内容全部涵盖，我们将陆续把这些宝贵的养生方法、心灵智慧都总结出来，以书籍的形式呈现给大家。

下一本书，我们将关注影响健康、寿命的关键元素——酶，帮助大家认识酶，利用酶，打开生命健康的核心密码，发掘"越活越年轻"的真正奥秘。敬请期待我的下一本书——《酶决定生老病死美》。

祝福大家健康、喜乐、富足。

杨中武

2014年8月

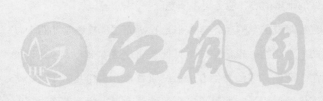

# 健康"漂流瓶"

分享快乐，传播快乐！您的一次感动推荐，很有可能会影响一个人一生的命运！

亲爱的读者朋友，在阅读《跟朱丹溪学自我调养》之后，您都有哪些切实的感受和体验想要传递给您最想帮助的那一位朋友呢？人生最珍贵的就是"在一起"成就人，让我们共同把爱和健康传递出去，行动起来吧！

## 传阅寄语

_____

_____

传阅人：_____

_____

_____

传阅人：_____

_____

_____

传阅人：_____

_____

_____

传阅人：_____

_____

传阅人：_____

_____

传阅人：_____

_____

传阅人：_____

_____

传阅人：_____

_____

传阅人：_____

_____

传阅人：_____

**您的每一次善言、善行，都是在为宇宙、为他人、为自己汇集更多的正能量！**

红枫园感恩有您！红枫园